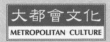

大都會文化
METROPOLITAN CULTURE

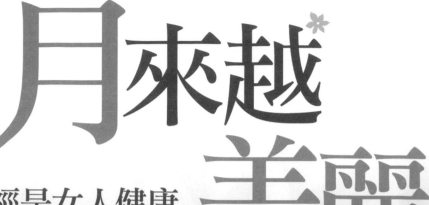

月來越美麗

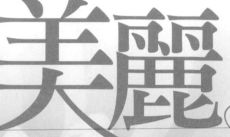

月經是女人健康美麗一生的關鍵

　　女人如花，婀娜多姿，溫婉動人，而月經便是花期的標誌，花開花落，它要伴隨女人走過很多年，女人私下稱它為「好朋友」。月經不僅是女性內在性徵的特有體現，通常也是女性自我認知的起點。

　　由月經初潮，我們開始真正走進女性人生。它逼得妳不得不正視自己的性別，不得不面對妳的女性身體。月經到底是怎麼回事呢？簡單地講，它是女性子宮內膜週期性脫落及出血的表現。暗紅色經血中的凝血塊就是脫落的子宮內膜。不少女性因此就認定月經是骯髒不堪的，因而對月經產生反感。其實，女性朋友應該明白，月經是女性的正常生理現象，正因為它的出現，女孩才越發成熟，女人才變得越發完美。

　　初潮僅僅是一個開始，當我們還來不及澈底弄清楚它究竟是怎麼一回事的時候，它就已經過去了。而月經則成為我們生活中一個真實的角色，一個不容忽視的存在，在女性生活的每一階段中都發揮非常重要的作用。

　　從青春期起，每位女性在「特殊的日子」裡都會流失不少血液，雖說這是女人正常的生理現象，但如果平時不注意保養，生活習慣一塌糊塗，就可能引發痛經、月經不調，甚至閉經的症狀。

　　孕產期、哺乳期的女性，耗氣傷血更為嚴重，既要滿足寶寶生長發育的要求，又要承受生產帶來的氣血俱傷，如果補養不夠，極易導致產後諸種病症的發生。

　　更年期的女性，月經即將「退出歷史舞台」。這時很多女性可

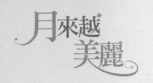

能會患上更年期症候群，如煩躁、易怒與失眠，搞得整個家庭都不得安寧。這期間，妳如果氣血充足順暢，就會身體健康、精神愉快，以上症狀也就不會出現了。

正是因為月經，女性的人生被自然地切割成「三個階段」，認識它，把握它，則會活出三段精彩的人生。即使算不上精彩，也大可活得幸福安心。如果對其置之不理，這一輩子可能都活得疲憊不堪。

月經是女人身體健康狀況的風向標，它的一切細微變化，都會體現在我們的身體上。瞭解月經，掌握身體變化的規律是每一位渴求健康的女性所必需。特殊時期，女人一定要學會細心呵護自己。

然而，話說千遍，似乎終不如親自體驗後的印象來得深刻。人生必得先經歷，然後才知好歹。對於月經，很多女性也一樣。

現代社會競爭激烈，生活壓力、精神壓力不斷增加，加之環境、氣候的變化，飲食結構的改變，使得月經疾病的發病率有明顯上升，存在於青春期、育齡期和更年期的各個階段女性當中。多數女性對此總是草草應付，比如未患病之前不知道怎樣預防，為了追求苗條身材，盲目控制飲食，導致月經失調甚至閉經；患病之後不知道該怎麼調理，有的採取不理睬的態度，一拖再拖，任其發展，一直等到無法忍受的時候才不得不去就診；有的患病後精神緊張，致使病情加重；有的買中成藥來自行調治；有的不按照醫生的要求，隨便停用或增減藥量；有的不懂得採取避孕保護措施，做人工流產就像治感冒；有的稀里胡塗就染上了性病，卻找不到傳染的原因；有的一提到女性疾病的預防、自查，她就覺得完全是在浪費時間。

　　然而，當月經疾病的威脅越來越清晰地呈現出來時，很多女性才明白，自己是多麼幼稚和愚蠢，竟然不懂得呵護這個給人類孕育生命、給身體帶來愉悅、給自己增加魅力的寶貴之地。本書本著讓女性更加熟悉自己身體、看清自己身體正面臨怎樣疾病威脅的原則，用通俗的語言，講述日常生活中最常見、最普遍存在的各種問題，為女性防病治病提供簡單、實用的解決方案。還從日常的飲食起居等生活習慣，以及人類體質方面深入剖析，揭示了很多女性的疾病其實都與不健康的生活習慣（比如經期貪涼、嗜食辛辣、吸煙酗酒、生活作息不規律等）有著很大的關係，不同體質的女性出現的月經問題也不同，調理應當從體質入手，循序漸進。由於月經與奶水有著密切的關係，月經的健康直接關係著乳房的健康，所以我在編寫中也加入了乳房疾病的探討。

　　正如本書所展示，只要瞭解多一些，穀物果蔬都會成為女性健康的得力助手，既可調理身體方面的病痛，也有助於放鬆身心和調節情緒。鑑於本書是用純中醫來解讀月經，妳可以在瞭解月經疾病的同時，領略中醫的神奇魅力。我們相信，每一位希望用天然中醫療法來增進健康的女性都會視這本書為可靠的朋友。

月來越美麗

目　錄
CONTENTS

目 錄
CONTENTS

第八章

關注月經，
讓美麗一生綻放

第 一 章
解讀月經的密碼

無論美醜貧富，只要身為女人，有一點命運都是相通的：一生中，我們有很多時間在與月經打交道。對於月經的到來，我們很多時候都是於倉促中悄然接受。不知道她為什麼會來，也不知道她怎麼就來了。來了覺得煩，不來也覺得煩。大多數女人只知道她是身為女人所必需，至於其他的，似乎是霧裡看花，一輩子都沒能看得清楚。女人務必要讀懂月經，因為只有讀懂了才能擁有健康美麗的人生。

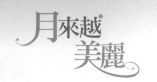

 # 天人相應，人體的小宇宙

　　自古以來，我們就持有一個根深蒂固的觀念，月亮象徵著女性，因為月亮的陰柔，月光的柔和。海洋受月亮的引力作用，會有潮漲潮落，其實女人的身體內部也是個微型海洋，也會根據月亮的週期運行，時漲時落，這就是月經。大自然有海洋的潮汐，女性有生理的潮汐，這就是最簡單的天人相應。

　　早在《黃帝內經》中，古代醫家就已經在強調天人相應觀了。《靈樞・歲露論》說：「人與天地相參也，與日月相應也。」大家可以這麼理解，人體內的規律與天地間的規律是相互應照、相互協調的，天地日月是個大宇宙，人體是個小宇宙。女人和男人相比，天人相應體現得更為明顯，因為女人有月經，月經的規律不僅和月亮的規律相吻合，還和一天之中的陰陽變化有關，甚至和四季的變化也緊密相連。中醫把這些現象稱作「日節律」、「月節律」和「四時節律」，而這些規律就形成了女人身體內部的小小宇宙。「人有悲歡離合，月有陰晴圓缺，此事古難全」，大文豪蘇東坡的這句千古名句我們都耳熟能詳，那麼，我們就從月亮開始說起吧。

　　說起月亮，大家都知道它有盈有虧，古人很早之前就認識到

女性的月經來潮和月亮的盈虧有關係，比如明代醫家張介賓在《景岳全書》中說：「女體屬陰，其氣應月，月以三旬而一盈，經以三旬而一至，月月如期，經常不變，又謂之月經。」李時珍在《本草綱目》中也說：「女子，陰類也，以血為主。其血上應太陰，下應海潮。月有盈虧，潮有朝夕，月事一月一行，與之相符，故謂之月水、月信、月經。經者常也，有常軌也。」這些都是同一個意思，就是說，女人屬陰，和月亮相應，女子的月經和海潮一樣受到月之盈虧的影響。人體非常奇妙，和海洋一樣，大部分由水組成，所以我們可以這樣理解：月亮的磁場引力改變著地球表面的海水運行，引起潮汐，同樣也改變著人體內部的液體運行，形成月經。

大多數女性月經來潮的時間都在盈月，也就是滿月前後，月經低峰在新月前後。人的出生率也是月圓前後最高，新月前後最低。德國現代醫學家調查了上萬名女性的月經週期和月亮盈虧的關係後，還發現，在滿月的夜晚月經來潮，出血量可能成倍增加，而在月虧的情況下來潮，出血量就比較少。有人可能會問，如果沒有月亮那麼會怎樣呢？北極圈內有幾個月會發生極晝現象，那時候的愛斯基摩人，就會在那幾個月裡沒有月經。

說完月節律，再來說說四時節律。古代醫學家非常重視四季的養生，《靈樞·本神》就指出：「智者之養生也，必順四時而適寒暑，和喜怒而安居處，節陰陽而調剛柔，如是，則僻邪不至，長生久視。」意思就是養生若順應四時陰陽的規律，人就能活得健康、長久。在女性的月經中，四季的規律是如何體現呢？細心的女性朋友可以回想一下一年之中自己月經的變化，會不會有夏天經常提前、冬天經常錯後的情況？這又是為什麼呢？其實這就是氣候在作怪。夏天溫度高，子宮內的血處於比較活躍的狀態，就

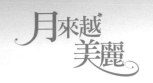

迫不及待地要從身體裡出來；冬天寒冷，血就容易「凍住」，於是就容易晚來。這就是為什麼《黃帝內經》裡說「天溫日明，則人血淖液，而衛氣浮，故血易寫，氣易行；天寒日陰，則人血凝泣，而衛氣沉」，天暖的時候氣血都往外跑，天冷的時候氣血就躲在身體裡面。

四季的變化不僅讓月經呈現這樣的規律，還會讓各種外邪有可乘之機，如果妳平時不注意好好保護自己，就可能月經疾病上身。順應四季預防月經疾病，是每個女性都應該知道的事情。先說春天吧，民間有句俗語叫「春捂秋凍，不生雜病」，如果妳不信這句話，可就要吃虧了。尤其在早春，雖然氣溫回升，但尚在春寒料峭之時，冬天的寒氣還沒有散盡，這個時候如果早早換上單薄的衣物，就可能引寒邪入內。女性小腹是特別嬌氣的部位，受了寒，痛經就在所難免。清代曹庭棟在《老老恆言》說過：「春凍未泮，下體寧過於暖，上體無妨略減。」所以春要捂，尤其要捂下半身。除了捂，還要養，適當多吃些溫性食物，比如蔥、棗、花生、韭菜等，對行經都是有好處的。別以為夏天就沒有寒邪，吃多冷飲，吹多空調，用冷水洗腳，淋雨涉水，或是坐在泥地、磚地上，都可能惹上寒邪。另外，夏天出汗多，經期要選用透氣、吸水性好的衛生棉，穿料薄寬鬆的褲子。

冬天一到，不少女性朋友都會出現手腳冰涼、下腹冷痛的現象，這是因為血液循環不好，現在教大家一個促進血液循環的按摩方法：摩擦六陽經。六陽經分布在四肢外側和頭面、軀幹，有溫經散寒的作用。操作很簡單，先用雙手手掌來回摩擦雙側下肢外側，然後擦對側上肢外側，各 40 次左右，直至皮膚感覺微熱為止；再用雙手的食指和中指夾住耳根，來回擦 30 次左右；之後雙手合併輕擦面部，就像洗臉那樣，也是 30 次左右。摩擦六陽經

最好在清晨睡醒後進行，因為清晨為陽氣初生之時，有助溫陽之效，但是經期不宜摩擦六陽經。

四時不僅存在於一年之中，也存在於一日之中，《黃帝內經》中是這樣劃分的：朝為春，日中為夏，日入為秋，夜半為冬。一日之中的陰陽盛衰也有這種規律，清晨陽氣生發，中午達到最高，之後陰氣慢慢加強，至午夜達到最盛。西醫認為月經來潮是激素的作用，其實腎上腺皮質激素就有這種日節律，早上4點左右分泌開始增多，7點達到頂峰，晚上10點之後降到最低。因此我們每天要作息規律，勞逸結合，尤其不要熬夜，熬夜是健康和美容的最大殺手。

古人與山野為鄰，與自然為伍，智者的胸中藏有天地，「天人相應觀」可謂中醫的養生精髓。現代社會雖然讓我們和自然的接觸變少了，但其實天地萬物的小小縮影就藏在我們身體之中。瞭解到這種規律，學會運用它，就是對自身最大的關愛。

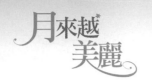

從《黃帝內經》中認識月經

　　《黃帝內經》約成書於戰國時期，它分為《素問》和《靈樞》兩部分，是我國最早的醫學理論著作，它不是成就於一時一人，而是那個時期許多人集體的智慧和總結。古人不講著作權，所以妳們可以看到，裡面的很多話都是託名於黃帝、岐伯、雷公這些人，因為古人覺得，讓這些話聽起來像是先祖所講，會讓其特別可信。關於女子的月經，裡面也提到不少，到底兩千多年前的古人是怎麼看待月經呢？大家就跟我一起揭開這層神秘的面紗吧。

　　月經在《黃帝內經》中稱「月事」，後人也稱「月水」、「月信」，都跟月有關，即是說它是一月一來的，《黃帝內經》中叫「月事以時下」。但那時候人們的曆法和現在稍有不同，一個月是 28 天，所以現在不管是書上還是電視上都在糾正我們，月經算日子，不能按月算，要按 28 天算。但也並不是說妳 29 天來一次或是 30 天來一次就是月經不調了，這個天數只是一個最理想的平均天數，早幾天或晚幾天都沒問題。

　　那麼，女人的月經是怎麼來的呢？《素問・上古天真論》很全面地講述了女子和男子一生的生理變化。可能很多人聽說過「女七男八」這個說法，就是說女人以七年為一生理週期，男人則

是八年，所以男人都比女人熟晚，老得慢。關於女子初潮，裡面說女子「二七而天癸至，任脈通，太衝脈盛，月事以時下，故有子。」意思就是說，女孩子長到14歲的時候，「天癸」這種物質就成熟了，任脈就通了，太衝脈氣血旺盛，就會來月經，也能夠生育了。那麼，什麼是「天癸」呢？很簡單，「癸」是陰水的意思，天癸的意思就是「先天的陰水、精水」，是生來就有，從父母那裡得來。天癸和腎氣有關，腎氣旺盛到一定程度，天癸就成熟了。《黃帝內經》還說到女子絕經的時候，「七七，任脈虛，太衝脈衰少，天癸竭，地道不通，故行壞而無子也」，女人49歲時，「天癸」這種物質就枯竭了，於是就會絕經，身體也會漸漸衰老，不能再生育。還要注意一點，古人說的都是虛歲，比如這裡說女孩子14歲來月經，放到現在就是13歲。

　　天癸成熟、任脈通暢是月經正常來潮的先決條件，但有人說，我天癸成熟了，任脈也沒堵，怎麼才三十幾歲就絕經了呢？還有一些年輕女性，月經量特別少，或者幾個月來一次，這到底是怎麼回事呢？這就是後天的原因所造成，也就是氣血的問題。太衝脈還沒到更年期就變弱，氣血不足，於是月經就不來。《素問》裡還說，女人一到35歲，身體各方面就開始走下坡路，「面始焦，髮始墮」，「黃臉婆」指的就是這個年齡段的女人。這是因為我們先天受之於父母的那部分精華快用完了，就如同沙漏一樣，到了35歲，正好是上面的沙子和下面的沙子等量的時候，再往後，上面的沙子就會越來越少，我們能擁有的先天之精也就越來越少，皮膚會變粗糙，髮質會變差，身體各項功能也逐漸衰退。過了更年期，沙子就會完全漏完。女人之所以要保養自己，推遲衰老，就是要讓這個沙漏漏得慢一點，讓美麗多存留一些時間。所以，我還要再提到三陰交穴。

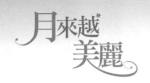

三陰交是女人的養生大穴，是足厥陰肝經、足太陰脾經和足少陰腎經三條陰經的交匯點。肝藏血，脾統血，腎則要提供腎精，所以常按摩三陰交穴能夠調節月經，並在一定程度上改變皮膚和髮質的問題，推遲衰老。教大家兩個簡單的方法，閒來無事時自己就可以操作。

方法一：**點揉法**。

手指立起來放在穴位表面，用力向下按壓，然後再揉，揉大約 1 分鐘，間隔一會兒再揉 1 分鐘，重複五六次。這個方法比較適合下肢的穴位，因為下肢肌肉比較厚，用力按下去再揉可以發揮比較持久的刺激作用。

方法二：**摳按法**。

拇指把穴位的地方摳住，然後向內摳按，可以發揮刺激作用。摳按的時間和次數可與點揉法相同。

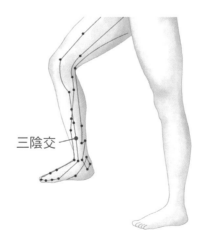

三陰交

● 三陰交穴在小腿內側，當足內踝尖上 3 寸，脛骨內側緣後方，是肝、脾、腎三條經絡交匯的穴位，可保養子宮，緊緻皮膚，延緩衰老。

需要提醒的是，因為三陰交有調節人體氣血的作用，所以孕婦不宜在這個穴位進行按揉，以免發生流產。

要讓沙漏漏得慢一點，還可以給它加些沙子，補一補後天的氣血。《靈樞·五音五味》道「今婦人之生有餘於氣，不足於血以其數脫血也」，那時的人們就認識到，女性相對比較容易失血，所以補氣血往往成為女性調經的根本大法。平時可以多吃些補氣血的食物。龜苓膏就是個不錯的選擇，現在龜苓膏做得都比較可口了，還有很多不同的口味，平時可以當作點心來吃，能夠溫腎助陽，補益氣血，對女性的調經、養顏都有好處。

《黃帝內經》中也有記載一些婦科疾病，並提供解決方法，比如閉經這個問題，稱作「女子不月」、「月事衰少」、「血枯」。書中是這樣說的：「病名血枯。此得之少年時，有所大脫血，或醉入房中，氣竭肝傷，故月事衰少不來也。」為什麼會發生血枯呢？有兩個主要因素，一是以前有過大失血，二是性生活沒有節制，尤其是酒醉後有性行為。古人認為，人喝醉之後，就會「以妄為常」，難以節制慾望和體力，會大量耗散氣血和體力，所以現代的女性朋友要特別注意這一點。

古人的養生方法很簡單，簡單到日常習慣、睡覺、走路，很多我們一直沿用至今，也有很多已經被我們忽視，那些點點滴滴的精華還需要我們去慢慢體會，從而讓自己成為更健康、會生活的人。

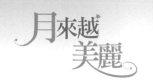

任脈暢通，月月舒暢

　　看過武俠小說或電視劇的人都對「打通任督二脈」耳熟能詳，金庸筆下的武林高手個個都打通了任督二脈，他們內力超群，一抬手便能捲起落葉龍捲風，一縱身便能在空中呼嘯馳騁。當然，小說的誇張藝術我們不可全信，不過任督二脈的確對人體非常重要，這裡要講的「任脈」，對女人來說，是非常重要的一條經脈。

　　《黃帝內經》有云，「二七而天癸至，任脈通，太衝脈盛，月事以時下」，這裡所說的「任脈通」和武俠小說中的打通任脈沒什麼關係，而是指小腹內部——也就是子宮——的氣機是否通暢。因為任脈是起於子宮，女孩子月經來潮，「任脈通」就是一個必要條件。我們人體中一共有二十條經絡，中醫學把它們分為兩組，一組是十二正經，負責把臟腑聯繫起來，六條屬於臟，六條屬於腑；還有一組就是奇經八脈，這八條經脈能把部位相近、功能相似的經脈聯繫起來，具有統攝經脈氣血、協調陰陽的作用，而任脈就在其中。「任」這個字在古代通「妊」，有「妊養」的意思，女人有月經、白帶，要懷胎、生產，都和任脈密不可分。

　　明代李時珍寫過一本專著叫《奇經八脈考》，裡面是這樣論述

任脈的：「任督起於會陰，循腹而行於身之前，為陰脈之承任，故曰陰脈之海。」說的就是任脈有總攬全身陰經的功能，對於女人來講，有兩個最主要的作用，一個是調節月經，一個是主胞胎。如果任脈暢通、氣血充足，女人的月經就會順暢，月經來的時候也不會肚子痛，生殖系統功能會很好，會非常有女人味。但是到了更年期，任脈的血就不會那麼充足，氣也不那麼暢通，也就是《黃帝內經》中提到的「任脈虛」，這時候女人就不再來月經，也無法懷孕了。有些沒到更年期卻發生閉經的女性，就要看看是不是任脈氣機受阻。任脈不通，子宮內的血不足，該來的月經就不會來。另外，月經提前來、量多也和任脈有關，任脈氣虛，就相當於掌管月經的閥門失效，無法發揮固攝的作用，「決堤」也就在所難免。

但話又說回來，閉經和月經不調也不一定就是任脈的原因，那我們怎麼來判斷呢？很簡單，單擊肚子就行了。因為任脈從會陰出來後，沿著腹中線往上走，如果任脈氣機不暢，就可能會有氣血瘀阻在這個地方。如果摸到腹部臍下有硬塊，推一推還會動，痛無定處的話，就是任脈氣機受阻了。所以《難經・奇經八脈》的二十九難就說「任之為病，其內苦結，男子為七疝，女子為瘕聚」，這個「瘕聚」指的就是腹部有結塊。

除了按肚子，再教大家一個小竅門：看嘴唇。因為任脈經過肚臍之後，一直往上走到上腹、胸部，到達喉嚨，然後環繞嘴唇一週，再繼續往上走，到眼眶底散開。所以妳看一個女人，如果嘴唇很豐滿、很性感，嬌豔欲滴，那她任脈的氣血肯定既充足又通暢。如果嘴唇乾巴巴的，又皺又扁，沒什麼血色，那可能就是她的任脈有毛病。

所以說，女性朋友切不可只追求外表的美，從內而外所散發

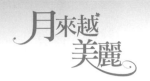

的美才是美的真諦。要想獲得由內而外的美，我們就得把保養任脈放入養生的課題裡。那麼有什麼方法能夠保養任脈呢？穴位按摩是個不錯的選擇，現在就給大家介紹一下。

　　任脈下至會陰，上達承漿，一共有24個穴位，重點按揉中脘、氣海和關元對任脈有很好的保養效果。每次按揉5分鐘左右，以有微微的麻脹感為佳。可以使任脈暢通，保養女性的生殖系統，延緩衰老。根據《黃帝內經》的記載，女性到了35歲，「陰陽脈衰」，任脈就開始有衰老的趨勢，所以保養任脈要趁早。另外，按摩任脈上的穴位還能對付小腹贅肉，對小肚腩困擾的女性朋友，快點動手吧。

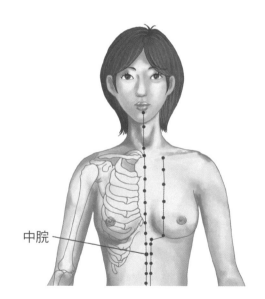

中脘

● 中脘穴位於上腹部，臍上4寸，是胃經的募穴，八會穴的腑會穴，是六腑之氣匯聚之穴。

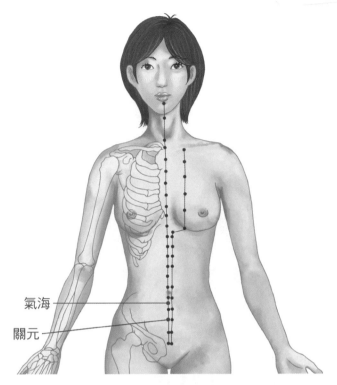

氣海

關元

- 氣海穴位於下腹部，臍下 1.5 寸，是元氣匯聚之所。關元穴位於腹正中在線，臍下 3 寸，是小腸經的募穴，元氣交會的關口，該穴匯聚人身之元氣。

　　如果有痛經的症狀，按摩任脈上的膻中穴也很管用。具體方法如下：先用兩手拇指自天突穴（在頸部，前正中在線，胸骨上窩中央）下推至膻中穴、向兩側沿第四肋間隙到胸外側 50 遍；然後用拇指指腹點揉膻中穴 5 ～ 8 分鐘；最後用大魚際上下擦膻中穴，直到這個位置有發熱、發燙的感覺為止，如此反覆 3 ～ 5遍。這個按摩方法從經前 1 週到經後 1 週為 1 個療程，需要按摩 2個療程。膻中是氣之會穴，是氣聚集的地方，所以按揉這個穴位可以調節全身的氣血，調整任脈的功能，使月經通暢。女性朋友依此法按摩膻中穴，不僅能治療氣滯血瘀引起的痛經，還能預防乳腺炎，豐胸美容。

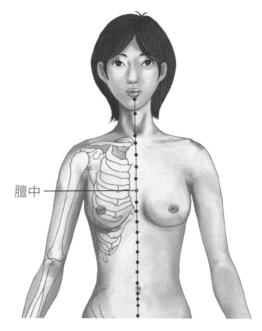

膻中

● 膻中穴在兩乳頭聯機的中點，與第四肋間平齊。膻中穴是心包經的募
　穴，八會穴的氣會穴，是氣聚會之穴。

　　說了那麼多任脈對月經的作用，最後還得提一下肝，因為
在臟腑之中，肝和任脈的關係是最密切的。原因就在於，任脈要
暢通，總少不了肝疏洩氣機的一環。肝主疏洩，女性氣鬱、血瘀
之類的毛病大多出在肝上。如果肝的疏洩功能不正常，任脈的氣
機就會受阻。所以想要任脈暢通，就得管好自己的肝氣，少動
怒，少抑鬱，保持一顆平常心。

　　任脈通暢，不僅月經好，前面也說，任脈還主胞胎，女性想
受孕順利，懷上一個健康的寶寶，任脈也得氣血通暢才行。「打通
任督二脈」聽著雖然玄乎，但我們學會日常如何保養，仍能使身
體狀態更上一層。雖當不了飛沙走石的女俠，做個關心自己、懂
生活、會養生的聰明女人也不錯。

子宮，生命的家園

　　子宮是孕育生命的神奇場所，我們每一個人來到這個世界之前，都要在這個地方住上 10 個月。子宮是寶寶的宮殿，子宮功能正常，就好比宮殿富麗堂皇，在裡面成長的寶寶肯定是健康的，如果子宮不好，宮殿變成又暗又冷的茅草屋，那生活在裡面的寶寶肯定又瘦又弱。

　　子宮又叫「胞宮」、「女子胞」，在未受孕時呈顛倒的梨形，就在我們小腹正中央的位置，中醫把它看作是「奇恆之腑」，怎麼個「奇」法呢？因為它不參與水穀運化，沒有與五臟的表裡配屬關係，比如，心與小腸的經絡是互為表裡，但子宮不是，子宮是單獨的。但它卻特別有用，它能藏得住人體的精華。這精華是什麼呢？就是月經。

　　我們都知道，月經在形成的過程中，需要很多器官的幫忙，比如腎要提供原料──腎精。此外，心主血脈，肝藏血，脾統血，這都跟月經的來潮分不開，就像一條生產線。但血液最後成為經血從人體排出，就是子宮的功勞了。與子宮關係最密切的是衝脈和任脈，這兩條經脈對於女人來講也是非常重要的，因為要有氣血下注到衝任，才會有月經，如果衝任氣血不足，或是有瘀

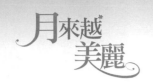

血，那月經就會出現量少、週期延長，還會發生痛經。《素問·上古天真論》說，女孩子 14 歲會迎來初潮，「二七而天癸至，任脈通，太衝脈盛，月事以時下，故有子」，14 歲的時候，「天癸」至，任脈和衝脈氣血充盛，這時子宮也發育完全，月經就會按時來。有些女孩子初潮晚，就可能是子宮發育不良造成的。女性過了更年期，一般在 50 歲以後，子宮就「退役」，月經停止，同時也沒有生育能力。

可能有人會覺得，子宮身居「內陸」，有肚皮保護，應該很安全才對吧。其實並不是這樣，子宮也是個「事故高發區」。如果妳不注意保護好子宮，子宮脫垂、子宮肌瘤、子宮內膜炎、子子宮頸癌這些疾病就可能就會找上門來。據統計，婦科疾病中，與子宮有關的占了大約一半。子宮的好壞直接影響到月經的質量，影響到女人一生的幸福，所以對待子宮千萬不可大意。

有人會問，我的子宮沒有任何疾病，該怎樣保養子宮呢？其實，子宮好不好，它自己無法表現出來，但會通過月經告訴妳。如果妳的月經量少，經常延期，甚至幾個月才來一次，那可能是由於氣血不足，導致子宮內的血不夠，多吃些補血的食物，補足了血，月經就正常了。但如果還伴隨著經前和行經時小腹脹墜、腰酸痛，月經色黑有血塊、渾身發冷、乏力，那就要考慮是不是宮寒了。宮寒是一種很常見的中醫病症，顧名思義，就是子宮寒冷，寒冷會怎樣？血液會凝固在子宮裡，無法順利排出。所以經量會變少，間隔時間會延長，還會經常排出血塊。痛經也會很嚴重，中醫說「不通則痛」，血塊堵著出不去，能不痛嗎？宮寒嚴重還可能造成閉經甚至不孕，使女人喪失做母親的資格。

有些女性朋友天生體質偏寒，手腳總是冰涼，冬天怕冷，夏天耐熱，冬天如果喝涼水就會鬧肚子，所以冬天總得喝熱的，臉

色總比一般人蒼白。寒性體質有可能是長期居住在寒冷環境中或是過勞、久病損傷陽氣造成的。還有一部分是遺傳原因，比如父母體質偏寒，就會影響到孩子，或者出生的時候父母年齡偏大，陽氣不足，也會讓孩子的體質呈寒性。寒性體質的女性會比別人更容易出現宮寒的症狀，多吃點暖身的食物就能改變這一狀況，比如核桃、紅棗、花生等。還可以多喝些溫熱性質的湯，比如酸辣湯、辣魚湯等，溫熱的食物能幫妳在體內慢慢積蓄起熱量，防止宮寒。當然，平時還要注意少喝冷飲和吃寒涼食物。

很多女性朋友痛經的時候習慣喝薑糖水，其實生薑加紅糖也是古人治療宮寒的一個偏方。

愛美的女性朋友即使冬天也不忘展示自己的美好身材，於是大冬天穿著短裙在街上走的人比比皆是，那麼冷的風，直接灌進裙子裡，子宮勢必首當其衝而受寒。還有些人長期待著在空調房裡，身上卻還是一套夏季涼爽裝扮，也很容易受寒。所以提醒大家，愛美不要緊，但要守住健康。冬天穿得暖和些，尤其是腹部。寒性體質的人更要注意，進入空調房最好帶一件披肩或者有袖的小開衫，不要讓冷風直吹身體，更不要在空調底下睡覺。

另外，坐薰療法也是一個使子宮變暖的好方法。準備一些艾葉、蒲公英和益母草，把燒到 30 ～ 40℃的水倒入盆中，再將藥倒入，脫去內衣，將臀部浸入水中 10 分鐘左右進行坐浴。也可以準備一個中間鏤空的小塑料椅，椅子放在盆的上面，坐在椅子上利用藥材水蒸氣進行坐薰，如果體力充沛，每天可進行 30 ～ 50 分鐘。坐薰療法對溫暖子宮、治療月經不調和痛經都有很好的效果。

艾葉性溫熱，能溫經散寒，用於女性虛寒引起的月經不調、痛經十分有效，是常用的婦科藥。蒲公英有清熱解毒的作用，對於白帶異常和陰部搔癢也很有療效。益母草，顧名思義，也就是

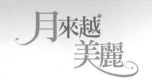

對母親有利的草了，歷代本草都稱它為「胎產聖藥」，作用是活血調經，李中梓的《雷公炮炙藥性解》說它「入諸陰經，主行血養血，安胎利產」。

溫暖子宮不僅對月經有幫助，還能讓女人「顏面好」。大家肯定有這樣的體會，那些肌膚光潔柔嫩的女人，月經來的時候一般不會有腹痛。相反，月經來痛得死去活來的女人，肯定都有「面子」問題，常常不是「黃臉婆」就是「草莓鼻」。其實，好的子宮比任何護膚品都重要，就拿黑頭來說吧，張機在《金匱要略》中指出：「鼻頭色青，腹中痛。」因為黑色主寒陰，如果鼻頭發青、長黑頭，就說明子宮的寒瘀過重。所以說，用再好的護膚品和保健品，帶來的都是人造美，只有保養好子宮，調好了月經，才能煥發自然美。

越吃月健康

✿ 生薑加紅糖

切幾片生薑，取適量紅糖，一同放入鍋中，用小火煮沸 5 分鐘，然後趁熱服下，每天喝 3 次，每次 200 毫升，從月經結束後一個星期開始服用，直到下次月經來的前一個星期。治療宮寒是持久戰，所以要持續喝，一般來說，至少喝 2 ～ 3 個月才會見效。

女人補養氣血是調經的根本

　　古人認為，一個女人的整體狀態如何，可以從她的月經看出來，如果她的月經很正常，那她的健康狀態肯定也好，將來就能做一個好妻子，生養一個健康的孩子。所以古人很注重調經，他們研究和闡述了很多調經的理論和方法，可是，調經也是一個很廣泛的範疇，到底從哪裡著手好呢？這裡就告訴大家，補養氣血是調經最根本的方法。

　　女人和男人不一樣，女人不僅有月經，還要經歷懷孕、分娩、哺乳的過程，這每一個過程無不需要氣血的灌注。另外，女人天生就愛哭，都說「男兒有淚不輕彈」，可女人不一樣，女人動不動就哭，沒辦法，女人天性善感，這是女人的特權。而眼淚，也是由血液生化。所以中醫一直強調「女子以養血為本」，氣血不足，就可能造成月經遲來、量少、經血稀而色淺。月經過多，又可能反過來造成氣血不足。氣血不足的人可以適當多吃黑豆、紅蘿蔔、金針菜、南瓜、山藥這些食物，有助生血補血。

　　都說女人是水做的，要我說，女人就如一汪泉水，這水還不能是死的，得有活水從泉眼裡汨汨不斷地往外流。血就像水，而氣就好似那個托水上流的動力。如果血少了，這泉水就會乾枯；

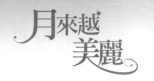

如果氣不足，就成了一潭死水，毫無活力。所以我們進補也要講究方法，不光「補」，還要「養」，不光「養血」，還要「調氣」。因為「氣為血帥」，氣行則血行，氣滯則血滯，氣順則血和，氣逆則血逆。如果光補血不知道調氣，那補進去的血就都會堆在一起，久而久之就可能成為瘀血、血塊。如同地基還沒蓋結實就開始造樓一樣，添再多的磚瓦也會有倒塌的一天。地基就是氣，磚瓦就是血，氣結實了血才能有所用，才能活起來，去潤養我們全身。所以明代醫家汪石山就說過：「調經莫先於養血，養血莫先於調氣。」吳鞠通在《溫病條辨‧治血論》中也說：「善治血者，不治有形之血，而求治無形之氣。」

那麼補氣養血，我們該做哪些調理呢？教大家一個穴位按摩法。取關元、血海、三陰交，這 3 個穴位是調理女性氣血、治療月經不調的關鍵穴位。方法很簡單，有空的時候多揉揉就行了，每個穴位大約揉 3 分鐘。

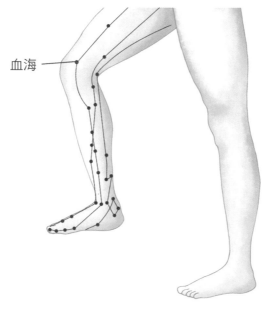

血海

●血海穴在大腿內側，髕底內側端上 2 寸，當股四頭肌內側頭的隆起處。

　　關元穴在腹部，是任脈的要穴，「衝任同源」，所以能夠同時調理任脈和衝脈。古人認為關元是男子藏精、女子藏血之處，能夠補養元氣、腎氣，被譽為「第一性保健大穴」。血海穴專治血，看它的穴名就知道了，血海穴屬於脾經，脾主運化而統血，所以女性養血，常按摩血海穴很有效。三陰交穴有「婦科三陰交」之稱，是肝、脾、腎 3 條陰經的交會穴，這 3 條陰經又在關元穴處與任脈相交，在婦科是應用非常廣的一個穴位，除了養血調經，還能治療白帶問題、經前緊張症和更年期症候群，又有安神之效。

　　一日三餐，我們總離不開一個「吃」字，養血調經，我們吃什麼比較好呢？在這裡推薦紅棗。紅棗又叫乾棗、美棗，被譽為「百果之王」。中醫認為紅棗味甘、性溫，入脾、胃、心經，有補中益氣、補血養血的功效。清代張志聰的《本草崇原》說，「紅棗補身中之不足，故補少氣而助無形，補少津液而資有形」，無形即是氣，有形即是血，所以紅棗是補養氣血的佳品。除此之外，紅棗還有健脾益胃的效果，如果妳時常腹瀉，身體總覺得沒力，多吃紅棗也有幫助。

　　用紅棗熬粥可以說是紅棗食療方中最有效的了，比如紅棗粥、大豆紅棗粥等，因為粥食細碎，易於人體吸收，補益的功力會更強。在這裡教大家食用一道紅棗黑糯米粥，裡頭有紅棗、桂圓、黑糯米。桂圓甘平質潤，能夠養血安神，補心益脾，時常失眠、睡眠不好的朋友吃了肯定睡得香。黑糯米也是味甘、性溫的，能夠補中益氣。這道粥不僅作用大，味道也非常香甜，飽了口福的同時又能養血調經，何樂而不為呢？另外，也可以在粥快熟時加點紅糖。民間有句俗話叫「女子不可百日無糖」，這個糖指的就是紅糖，紅糖對女性調經有益，能夠祛瘀生精、養血活血，對於月經週期紊亂有很好的輔助治療作用。

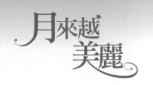

　　當然，我們補氣血可不能一邊補一邊「漏」，還要守得住、藏得住，要想藏好血，就得好好對待肝，因為肝是藏血的器官。那些喜歡熬夜的女性朋友可要注意，丑時（凌晨 1 點～ 3 點）是肝經值班的時間，所以在丑時之前就應進入睡眠，肝才能藏好血。因此，女人要想氣血好、月經好，拒絕做「夜貓子」也很重要。

越吃月健康

❋ 紅棗黑糯米粥

紅棗 30 克、桂圓 10 克、黑糯米 100 克。將紅棗、桂圓、黑糯米都洗淨，加入適量水煮成粥即可，在粥快熟時可加點紅糖，早晚食用。

第 二 章
月經決定女人一生

女性朋友可以想一想這個事實：從青春期到
絕經期，妳將會有大約400次月經。無論妳
將其看成上帝的美好饋贈，還是上帝的懲罰
和詛咒，妳每個月都得接受這3～7天的非常
時期。然而，隨著年齡增長，月經也會隨著
體內激素的變化而變化，直至悄然離開的那
一天。無論這些變化妳是否歡迎，妳都必須
正確地應對。

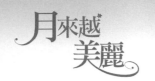

 # 現代人，小心女孩初潮早至

　　由於計劃生育，很多家庭都只有一個孩子。所以很多爸爸媽媽對孩子非常重視，甚至視為家中之寶，各式各樣的營養品、補品堆砌成山。時不時就給孩子補一補，生怕孩子營養不良。如果生活在城市，還動不動就帶孩子去肯德基、麥當勞瀟灑一回，吃一些炸雞、漢堡等高熱量食品。殊不知正是大人這樣讓孩子亂吃亂補，才使得不少孩子早早成了「小大人」，一些女孩子才八九歲就已經月經來潮、乳房發育。

　　在我們身體裡，「腎」就是一座水火兼容的神秘宅院，它內藏元陰和元陽兩味「真火」，讓人體的陰陽保持總體平衡，它在人的臟腑中占有極其重要的地位，被稱為「生命之源」，是人的「先天之本」。腎是人體之「根」，它受之於先天，並有來自後天的不斷滋養。人生長、強壯、衰老、死亡的整個生命過程，腎都發揮決定性的作用。

　　經常給孩子吃補品與高熱量食品，往往會造成孩子體內腎陽過於旺盛，而腎陰相對匱乏，久而久之體內就會陰陽失衡。如果小女孩的腎功能失常，就會虛火上亢導致熱氣燻蒸衝任，迫血妄行，使月經早早來造訪。

　　面對這種情況，中醫認為首先要做的就是滋陰降火、固衝止血。日常生活中有什麼好方法呢？按摩太溪、照海、湧泉這幾個穴位，它們具有很強的滋陰降火的作用。

　　太溪穴是腎的原穴，用太溪穴可以全面調動腎臟的功能。單從字面上也很好理解為什麼用這個穴位，「太」就是「多」的意思，「溪」就是溪水，太溪合起來就是溪水很多。調動身體這麼多水來滋補腎陰，效果可想而知。

　　照海穴在奇經八脈中屬陰蹻脈，與足少陰腎經交會，為八脈交會要穴之一，有滋腎清熱、通調三焦之功，既補益又清熱。孫思邈在《備急千金要方》中稱此穴為「漏陰」，就是說這個穴位如果出了問題，人的腎水減少，就會造成腎陰虧虛，引起虛火上升。因此，如果妳腎陰虛，總是上火，那麼多按按這個穴位，既有滋腎清熱的功效，還能讓身體的三焦功能順暢起來，可謂是一舉兩得、立竿見影的方法。

　　湧泉穴是我們身體的一個大穴，是足少陰腎經的起始穴，也是人體最底部的穴位。單從穴位名稱上就可以知道，湧泉這個穴位裡的「水」特別多，水如泉湧，所以滋陰補腎的功能特別強。《黃帝內經》中說：「腎出于湧泉，湧泉者足心也。」就是說腎經之氣猶如源泉之水，來源於足下，用於灌溉周身四肢各處。滋陰補腎，湧泉是個不可少的穴位。

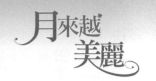

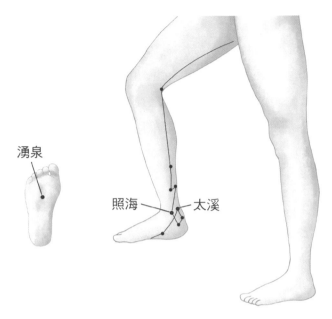

湧泉

照海　　太溪

> 太溪穴位於足內側，內踝後方與跟腱之間的凹陷處。照海穴位於足內側，內踝尖下方四陷處。湧泉在足底，位於足前部四陷處第二、第三趾趾縫紋頭端與足跟聯機的前 1/3 處。

　　先用熱水泡腳，熱水泡腳可以啟動腳部的氣血，此時用兩手拇指從湧泉往前一次一次緩慢而有力地按揉，可以兩手同時按摩兩腳，也可以一邊一邊地來，每隻腳按揉 5 分鐘。按太溪、照海時，要認準穴位所在的小窩，用左手大拇指來按揉右腳上的穴位，右手大拇指按揉左腳上的穴位，每次每穴按揉 3 分鐘即可收到很好的效果。

　　腎陰得到了滋補，虛火自然也就降了下去，衝任功能也因此而得到了調節。那麼，妳還會擔心女孩初潮提前來訪嗎？

　　除了穴位按摩，平時再吃點枸杞紅棗煲雞蛋效果會更好！

　　枸杞味甘、性平，入肝、腎經，具有補腎益精之功效，中醫常用它來治療肝腎陰虧等病症。早在宋代時，就盛行用枸杞煮粥

的吃法，認為枸杞能「補精血、益腎氣」，對老年人尤為適宜。蘇東坡就愛種枸杞，曾寫過〈小圃枸杞〉一詩，可見它的功用之強大，長期吃還有延年益壽之功效。

紅棗，性溫、味甘，具有補中益氣，養血安神之效，是滋養性食品。據《黃帝內經》、《本草綱目》記載，紅棗具有益氣養腎、補血養顏、補肝降壓、安神壯陽、治虛勞損之功效。

雞蛋，是大家最為熟悉、富有營養的食品，味甘、性平，具有滋陰潤燥之功。唐代醫家陳藏器在《本草拾遺》中說它有「益氣」的功用。故枸杞紅棗煲雞蛋具有補肝益腎的功效。每天吃 1 次，也可以當佐餐，效果很不錯喲！

現代生活中，女孩初潮早至的現象日益增多，如果妳的孩子有「火大」跡象，比如口氣難聞、舌苔厚膩發黃、便秘難解等，妳一定要及時調理孩子的飲食生活習慣，並配以穴位按摩和枸杞紅棗煲雞蛋來滋陰降火，防止孩子初潮過早到來。

越吃月健康

❋ 枸杞紅棗煲雞蛋

取枸杞 30 克、紅棗 10 枚、雞蛋 2 顆。材料準備好後，首先將雞蛋放入砂鍋內，放入清水煮熟，撈出。再將枸杞和紅棗放入砂鍋中，加水適量，用文火燉 1 小時後，將雞蛋去殼後放入，再煮片刻，即可吃蛋喝湯。

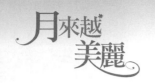

 # 18 歲初潮未來，原發性閉經？

　　談起月經，有一些女孩就不得不為之皺眉頭，因為她總是用不同的方式來折磨人，月經不調、痛經等。也有一些女孩高興地認為，自己從此有了真正屬於女性的特徵。但還有一些女孩已經18歲了，卻還沒有月經的經歷，那就得注意了，因為妳可能是原發性閉經。

　　這又是什麼原因造成的呢？中醫認為這多是因為脾胃功能失常所引起的。脾胃是氣血生化的後天之本、氣血生化之源，也是全身能量的來源，脾胃功能弱的時候，身體為了保護自己，就會自發調節，「節儉度日」。這樣體內能源不足，氣血生成少，久而久之，體內陰血不足，甚至是血海空虛，無血可下，就會造成閉經。就好比夏日裡農民引水灌溉一樣，如果源頭沒有水，任憑妳再怎麼抽，也不會有水流入農田。此時最好的辦法就是找準源頭，從源頭上解決問題。我們的身體也一樣，既然是陰血不足，就該補之。

　　補血養血可以按摩足三里、豐隆、三陰交這幾個穴位。足三里是胃經上的保健大穴，也是人體的第一長壽穴位，《靈樞》就有「邪在脾胃……皆調于足三里」的記載。可見足三里穴具有調理脾

胃、補中益氣、通經活絡的功用，按摩此穴能夠生發胃氣、燥化脾濕。另外，足三里還是抗衰老的有效穴位，經常按摩，對於抵抗衰老、延年益壽大有裨益。民間流傳「若要身體安，三里常不乾」的俗語，就是說如果想要身體安康強健，就要經常按摩刺激足三里穴。

豐隆穴是足陽明胃經的絡穴。豐即豐滿，隆指突起，足陽明經多氣多血，氣血在這裡匯聚隆起，肉漸豐厚，所以取名為豐隆。經常按摩豐隆穴具有調和胃氣、通經活絡、補益氣血等功效。

三陰交是女性的一個大穴，又叫「女三里穴」，是肝、脾、腎三條經絡的交匯穴，按摩這個婦科特效穴，能夠通經絡、健脾胃、活氣血。

這幾個穴位的配伍非常合理，補充了身體的氣血，調養了脾胃，保證身體運化血液功能的正常運轉。

當我們晚上坐在沙發上看電視時，找準這幾個穴位按摩，對於調理閉經是很有幫助的。按摩的時候，為了不讓皮膚受傷，可以在穴位上塗抹按摩乳，也可以用其他潤滑劑代替，然後用拇指依次點按足三里、豐隆、三陰交。豐隆穴的肌肉厚而硬，按摩時可用穴位按摩棒，或用食指關節重按。每個穴位點按 3 ～ 5 分鐘，以局部發熱、有痠脹感為好。

穴位按摩，貴在堅持，持之以恆，一分功一分效。

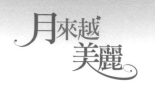

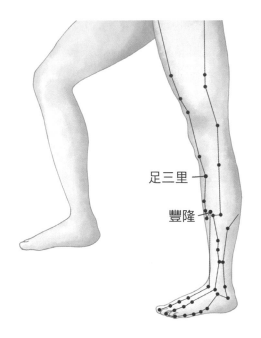

足三里

豐隆

● 足三里穴在小腿前外側，當犢鼻下 3 寸，距脛骨前緣一橫指。豐隆穴位於人體的小腿前外側，當外踝尖上 8 寸，條口穴外，距脛骨前緣二橫指。

　　當脾胃功能恢復了，體內氣血充足了，月經自然而然就會來潮。有了穴位按摩，如果再配以食療的方法，效果會更明顯！

　　墨魚當歸湯具有補血益氣、和血調經的功效，是調理閉經的常用食療方。

　　墨魚又名烏賊，其味鹹、性平，入肝、腎經，具有養血、通經、補脾、益腎、滋陰、調經之功效。李時珍稱墨魚為「血分藥」，是婦女血虛經閉的佳品。

　　當歸味甘、辛，性溫，入肝、心、脾經，具有補血活血、調經止痛、潤腸通便之功效。故墨魚當歸湯能夠治療因陰血虧虛而造成的閉經。

　　選購墨魚時，要以形體完整、頭與身體緊密連接、不易扯斷、色澤鮮亮，用手指按時，富有彈性、沒有黏液、沒有異味者為最佳選擇。

　　平時還應注意自己的情緒，經常保持一份愉快的心情。這樣氣血充足了，相信妳的「好朋友」很快就會來拜訪妳了！

越吃越健康

❋ **墨魚當歸湯**

乾墨魚（也可以是新鮮的）100 克，當歸 30 克；素油、食鹽、薑片等調料適量。將墨魚放入盆中，倒入適量的清水，浸泡 4 小時，去掉骨頭、內臟，洗乾淨；當歸洗乾淨。將墨魚、當歸、薑片一同放入鍋內，加適量的清水，用大火燒沸後轉用小火熬製爛熟，然後撈出當歸，再加入適量的素油、食鹽調味，即可喝湯吃肉。

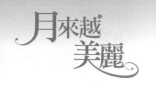

 # 早食「禁果」，殃及月經健康

　　「禁果」對於人們往往有磁石般的吸引力。以前，人們談「性」色變，如今生活在這個性開放的年代，不得不說，我們都受到了前所未有的衝擊，由於新奇感，追求刺激、快感，再加上一些網絡、書刊等散播的一些信息，從而導致一部分青少年朋友禁不住誘惑，早早摘下了那顆青澀的果實。這對於尚未成熟的女性身體而言，損害是極其深遠的。

　　現代女孩早食「禁果」，由於缺乏性知識，不會採取任何避孕措施，可能會意外懷孕，之後就不得不去做人工流產，人的身體就會氣血俱損，元氣大傷。有的女孩學著電視電影上的人隨便吃點緊急避孕藥，下次月經一般就會往後延幾天，這樣表面上看起來沒什麼大礙，實際上已經打亂了體內氣血的平衡。張仲景曾說：「曾也有未實之粒可為種不？未足之蠶可為繭不？」他認為青春年少的男女生發之氣尚未舒展，還只是花苞、花蕾，不能將之摧殘。明確告誡人們不能破陰太早，否則自身精血就會受損。

　　都說女人是水做的，但其實女人是血造的，女子以血為本。李鵬飛在《三元延壽參贊書》說「氣女破陰太早，則傷其血脈」，青春期的女性，血氣未定，如果太早開始性生活，損耗精血，等

於提前把後幾年的血氣都用光了，其傷害不言可喻，最直接的傷害就是影響到之後的月經來潮。氣血是月經的物質基礎，氣血受到了損害，月經的健康又拿什麼來保證？因而過早品嚐「禁果」的女孩，在後來的生活中遭遇到月經後期、月經量少、閉經、痛經等月經不調問題的可能性會更大。

除此以外，過早品嚐「禁果」的女孩往往還顯得神疲乏力，面色無華，更容易受到寒涼的侵襲而患感冒。氣是人體中最具活力的精微物質，它對人體具有溫煦、推動、防禦、氣化、固攝、營養等作用，中醫認為氣是人生命活動的重要物質基礎之一，人們常說要有「精、氣、神」，氣虧虛了，整個人也就神疲乏力，就像霜打的茄子，蔫蔫地掛在枝頭。血是一種富有營養和滋潤作用的物質，它不但能營養臟腑器官，濡潤諸竅，也是心神活動的物質基礎，又能輸送營養物質於全身，維持身體功能正常活動。所以，血虛的女性，失去血液的濡養，又怎麼會面色紅潤？如果說身體是個國家，那麼氣血就是這個國家的警察，沒有剛強的警察守衛，國家的安危何以保障？那麼風寒等各種外邪便會乘虛侵入體內。

對於受損的氣血，我們該怎麼加以彌補呢？

按揉中極、氣海、足三里、三陰交來幫妳調氣補血。中極是任脈上的主要穴道，任脈主一身陰經氣血，這一特點決定了它對調理月經不暢的作用。氣海是氣息的海洋，容納一身氣息，為身體支起保護罩，此處是人體之中央，是生氣之源，人體的真氣由此而生，所以對於陽氣不足、生氣乏源所導致的虛寒性疾病，按摩氣海穴往往具有溫陽益氣、扶正固本、培元補虛之功效。足三里是足陽明胃經的合穴，是氣血生化之源的穴位代表，足陽明胃經屬多氣多血之經，具有氣血雙補的功能。三陰交是脾、肝、腎

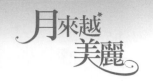

三條經絡相交匯的穴位,位置十分重要,類似交通樞紐,可以調節三陰經的氣血運行。按摩這些穴位,調經理絡,調理氣血。先仰臥,用手掌按揉中極穴、氣海穴大約 3 分鐘,使腹部出現發熱感,然後取坐位,選準足三里與三陰交,用拇指按揉,會有痠麻脹痛感,每穴按揉約 3 分鐘,以得氣為度。每天按揉,效果更佳。

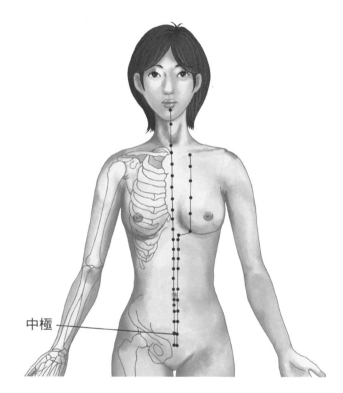

中極

● 中極穴位於體前正中線,臍下 4 寸。

除了按摩的方法外,還可以選擇有益於補氣血的食物,讓我們更加快速地獲得充足的氣血。

花生衣紅棗飲就是一個不錯的選擇。花生作為老百姓喜愛的傳統食品之一,自古以來就有「長生果」的美譽。花生衣味甘、

性平，中醫認為花生有調和脾胃、補益氣血之功效。對於氣血不足的女性，花生衣具有很好的養血、補血功效。紅棗的補血功效人人皆知，女人補益氣血少不了它的幫忙。

　　掩著黑紗一樣的「禁果」，看起來總是那麼神秘莫測，讓人神往。但是作為女孩，我們應該潔身自愛，千萬不可因一時的新奇而迷失自我，從而讓自己吃「血虧」，這是得不償失的做法。

越吃月健康

✳ 花生衣紅棗飲

花生米 100 克、乾紅棗 50 克。先將花生米用溫水泡半小時，取皮；乾紅棗洗淨後溫水泡發，與花生衣一同放入鍋內，倒入泡花生米水，酌加清水，小火煎半小時，撈出花生衣，加適量紅糖即成。每日 3 次，飲汁吃棗，持續服用，養血補血的功效極為顯著。

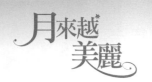

 # 與月經告別，謹防更年期症候群

女性與月經的告別，就是我們所說的絕經，它代表著女性另外一個重要時期的到來：更年期。

由於絕經，卵巢功能減退，更年期婦女都會出現一些症狀，這些症狀統稱為「更年期症候群」。有的人認為更年期症候群沒什麼大不了，忍一忍，過一陣子就好了，其實不然。處在這個時期的女性朋友大概都會有這樣的記憶：因為一些雞毛蒜皮的小事忽然怒從心頭起，對兒女、丈夫不停地發洩心中的怨氣；說話囉囉唆唆，沒完沒了，家人朋友避之不及；看見別人遠處議論什麼就以為是在說自己的壞話；丈夫回來晚了，滿腹狐疑，肯定他在外邊有人了。作為當事人的妳也許非常認真，但在別人眼中卻是無理取鬧，不可理喻。出現更年期症候群如不盡快處理，會給家人和自己帶來心靈上的創傷，成為人生永遠的遺憾。

中醫認為更年期症候群主要是由於腎氣不足導致的。想必有人會問：「為什麼腎氣會不足？腎氣不足又為什麼會導致更年期症候群呢？」原因都出在腎上。中醫說腎主藏精，藏先天之精和後天之精，主發育、生長和生殖。說明腎的作用是儲藏精氣，主要負責生長和生殖。絕經後腎虛精虧，導致陰虛火旺，人體陰陽

水火的動態平衡被打亂了，就會出現心煩易怒、易激動、頭暈目眩、失眠等症狀。俗話說「從哪裡跌倒就要在哪裡爬起來」，改善更年期症候群也是同樣的道理！哪裡出現問題，就要從哪裡入手解決，因此在治療時，應以補腎氣為主。

中醫治療更年期症候群的方法有很多，如藥療、按摩、艾灸和刮痧都是很好的方法。這裡為大家推薦一種簡單實用的方法，自己就能妥善完成，再配合食療，會取得很好的效果。

這種方法叫作按摩手部反射區法。手部反射區是指手部的一些地方，比如指尖、手掌中央等，這些地方可以反映人體的五臟六腑，對它們進行按摩可以發揮很好的輔助治療效果。下圖就是我們將會用到的一些手部反射區。

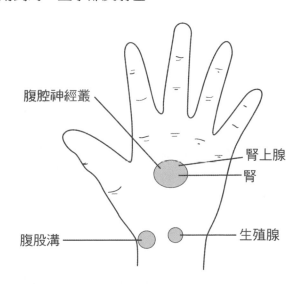

- 腹腔神經叢反射區位於雙手掌側第二、第三和第三、第四掌骨之間。腎反射區位於雙手掌中央。生殖腺反射區位於雙手掌根部橫紋中點。腹股溝反射區位於雙手腕側橫紋處，骨頭凹陷處。腎上腺反射區位於雙手掌側第二、第三骨之間，距離第二、第三掌骨頭約2公分。這幾個反射區與腎臟和生殖系統密切相關，有強「腎」健體的功效。

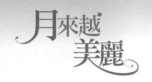

在開始按摩之前，要先掌握以下基本手法。

推：用拇指指腹摁住反射區域推壓，注意速度要緩慢。

點：用拇指尖點壓反射區域，注意用力不要過大。

按：用拇指尖摁壓反射區域，注意指尖不能離開反射區，並且用力不要過猛。

摩：用拇指在反射區域做環形的移動，用力要均勻。

學習完按摩的基本手法，接下來我們就要進行實踐了。

用溫水洗手，剪短指甲，做幾個深呼吸，放鬆心情。①首先由近端向遠程推腹腔神經叢反射區20次；②點腎反射區2分鐘；③點生殖腺反射區2分鐘；④按腹股溝反射區1分鐘；⑤摩腎上腺反射區2分鐘。在進行按摩時注意要放鬆身體，保持愉快的心情，而且用力不要過重，也不可急於求成，按摩非一日之功，持續下來，自然會有收益。

再配合食補效果更好，我為大家推薦一道粥食：甘麥紅棗粥。甘麥紅棗粥的主要功效是益氣安神、滋補陰氣、緩和情緒。清朝醫家尤怡曾說過：「小麥為肝之穀，而善養心氣；甘草、大棗。甘潤生陰。所以滋臟氣而止其燥也。」意思就是小麥能養心氣，讓人安神，甘草和紅棗能夠滋陰潤燥。

需要注意的是，更年期的女性朋友不要吃辣椒、花椒或者肥肉等刺激性很強、油膩的食物，也不要吸煙喝酒，這些東西對於陰虛火旺的妳無異於火上加油。

人是具有情感的動物，喜聚惡散。有詩曰：「月有陰晴圓缺，人有悲歡離合。」其實我們的身體也是有情感的，她用不舒服來告訴妳她的需要。拿月經來說，她幾十年陪伴著妳，忽然這個親密無間的「朋友」消失了，於是妳的情緒開始不穩定，身體也出現各式各樣的問題，也許這正是身體在表達它的悲傷之情。作為主

人的妳千萬不能被負面情緒打敗，進入更年期心態要平和，學會
控制情緒，即使出現問題也不要自暴自棄。學習並持續按摩，再
配合食療，相信一切煩惱都會煙消雲散。

越吃月健康

✽ 甘麥紅棗粥

小麥、粳米各 50 克，紅棗 10 枚，甘草 15 克。先把
甘草煎一煎，去掉渣，然後放入水、粳米、小麥以及
紅棗熬成粥。每天空腹吃 2 次。

第 三 章

月經牽繫奶水，
乳房保健不可少

乳房給女人增加美麗，但乳房帶來的美需要
我們用心去呵護！月經是乳房健康與否的一
張晴雨表，如果月經不調，勢必會影響到乳
房的正常發育，甚至帶來一系列的乳腺疾
病。關注月經也就是給乳房多一點關注、多
一點健康！瞭解它，善待它，妳就能一輩子
擁有健康美麗的乳房。

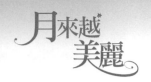

 # 月經與乳房

　　乳房成就了女性的魅力，也鑄就了母性的偉大。然而，近年來，乳腺癌卻成為威脅女性健康與生命的無情殺手！

　　乳房出現問題，很多醫院的處理方法就是「一刀切」，這又使得很多女子對此望而卻步，一天天隱忍度日。婦產科注重人工流產、生育、婦科炎症，所有的美容診所都關注顧客做大、做挺，整形外科開刀注射，但這些都是從局部來解決問題，並沒有從整體上來關注女性的健康和身體，往往舊疾未去，又添新患。

　　「上工治未病，不治已病」，每個人心中都要裝有一桿防病的秤，因為預防遠遠比治療來得實際、簡單，也更有效。其實，每位女性的身體裡都自帶一桿防病的秤，那就是月經。如果能夠經常地、細緻地去關注自己的月經，關注它的點點滴滴變化，並做出及時的調理，各種疾患也就可以得到及時的預防，難以在妳的身體裡安營紮寨，橫行胡來。比如，乳腺癌，很多患者都有月經初潮晚或者絕經晚的情況。如果能夠得到及早的重視和及時的調理，很多不幸是可以避免的。

　　說到調理，對中醫稍有瞭解的朋友應該都知道「神農嚐百草」的故事，這也正是中國醫藥的起源。在中國古代，大部分藥物都

是植物藥，所以「本草」成了它們的代名詞，而《神農本草經》也以「本草經」命名。各種植物皆有其藥性。只要利用得當，普通的花花草草就可以成為促進人類健康的天使。而且這些花花草草皆來自天然，源於自然，更不用擔心會像各種化學製劑一樣帶來這樣那樣的副作用。所以，如果能利用它們製成精華液或潤膚水，經常塗抹和滋潤我們的胸部，用來養護我們的身體，可以說是絕對綠色、健康的。

也許有人會說，精華液？我買過，可是用了也沒多大效果啊！還那麼貴！很多人有了病，都希望在短時間內痊癒或者有較大的改善。但有句俗語說得好，「病來如山倒，病去如抽絲」，調理需要時間。另外，不要隨便買市場裡的一些精華液，很有可能裡面並沒有多少精華，而是添加了更多別的東西。最好是自己做一些純天然的，如果要買也得買信得過、有品質保證的產品。

另外，瑜伽也是調理身體的一種好方法，近些年來頗受時尚男女的追捧。其實，它不僅只是一套流行或時髦的健身運動。瑜伽源於印度，是古印度出家人修行健身的一種方法，有著高深的文化內涵和養生真諦。古印度瑜伽修行者在大自然中修煉身心時，從觀察生物中體悟了不少大自然法則，再從人的身上去驗證這些生物的生存法則，逐步地去感應身體內部的微妙變化，於是人類開始懂得和自己的身體對話，從而知道探索自己的身體，開始進行健康的維護和調理，以及對疾病創痛的醫治本能。如果能夠持續鍛鍊，骨正筋柔，氣血暢通，不僅可以幫助乳房變得堅挺、豐滿，各種乳腺、生殖系統的發病機率也會小很多。

可能有的女性對此會有不同的看法：「我也練過瑜伽，可是感覺也就一般般，並沒有妳所說的那麼好。」那麼請允許我問妳幾個問題：妳練的時候有沒有很認真、很用心？是想到就去練幾下，

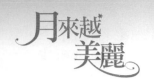

沒想到就不練，還是每天都在堅持練習一到兩個小時？練習的時候只是隨便模仿體位姿勢，還是真正用心、用身體在體會每一個動作，甚至是身體的每一個細微變化？這些都很重要。如果妳是以後者的態度來鍛鍊的，妳的感覺就不應該只是一般般。

醫學很講究綜合治療，也就是用幾種不同的方法來一起治療，這樣下來，見效往往要快得多。所以，很多時候，我們可以結合上面兩種方法來使用，讓它們一起為我們的健康保駕護航。本草遇上瑜伽，可以說是完美結合中醫學與印度醫學的一個典範。

人體乳房內分布著許許多多大小不等、長短不一的經絡，就像是一棵倒著生長的小樹。如果所有的經絡都暢通無阻，小樹便會營養充足，生長得很好；如果今天這個地方堵了，明天那個地方壞了，小樹便會疾病纏綿，發育不良。如果能夠經常地用本草和瑜伽來打通這些經絡，讓它們始終保持一種暢通的狀態，乳房自然就可以保持健康、完美而挺拔。

而這種「中西醫結合」的做法，早在唐代，藥王孫思邈就做過成功的探索，並記錄在他的傳世名著《千金方》裡。無獨有偶，現代的美國紐約大街上也開有一家如此特色的中醫理療瑜伽館，由於中醫與瑜伽的有效結合，這家瑜伽館裡常常是顧客盈門。

「人法地，地法天，天法道，道法自然。」關注健康，就要從生命的本質出發，善待生命，愛護生命，從預防與調理做起。這才是女性遠離病患、重拾美好的根本！

太平公主月經不調

　　時常見到豐胸廣告上說「做個讓男人無法一手『掌握』的女人！」這似乎是多數女性對理想胸部的追求。大而健康的胸才能凸顯出女性健美的身材，當我們面對一個身材高挑、面龐姣好的女性，正面一看卻是「太平公主」的時候，對於她美的印象一定會大打折扣，甚至免不了心底還會懷疑她是否有病？

　　在生活中總是聽見很多女性朋友說自己胸部小，不斷嘗試各種豐胸方法，但效果卻不明顯，依然是人們眼中的「太平公主」。如果妳細細地問她們，就會得知，她們大多月經不調。

　　此時女性朋友一定會問：胸小跟月經不調有什麼關係呢？我們先看一下女性胸部的發育。在人體中，氣屬陽，血屬陰。氣血，一陰一陽，陽氣帶著陰走，但女性天生氣不足而血足，所以，當任脈通了，衝脈順著任脈兩邊再往上衝一段距離，走不動了，就散於胸中，於是發育成乳房，所以，女性的乳房其實就是一個血庫。如果氣血不足，就會造成乳房發育不良，也就是我們現在所說的平胸或者胸小。當然，氣血不足的女性由於血虛，衝任失調，月經也會出現一些問題，比如月經延遲、經量稀少，或者閉經等。這一類女性主要是由於脾胃功能失常造成的氣血虛

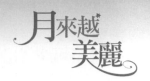

弱，那麼就應該好好調理脾胃。中醫認為人的脾胃是氣血生化之源，血是由我們飲食中的精微物質化生而來。因此按摩足三里、三陰交是最佳良方。

足三里是足陽明胃經的主要穴位之一，按摩足三里穴，可以調理脾胃、補中益氣、通經活絡。〈四總穴歌〉中有這樣一句口訣：「肚腹三里留。」也就是說，凡是肚腹脾胃方面的問題都可取它來治。不僅如此，足三里還是一個長壽大穴。經常刺激足三里穴，還有防病健身、抗衰延年的功效。現代人應酬較多，飲食無規律，夜生活過於豐富，再加上平時工作壓力大，因此胃腸方面最容易出現問題，如胃痛、胃脹等，而解決這些問題的最好辦法就是多刺激足三里穴。

接下來再配合按摩三陰交，能夠健脾益氣、扶正培元、通經活絡，對月經不調有一定的改善作用。它是脾、肝、腎三條經絡相交匯的穴位。其中，脾化生氣血，統攝血液；肝藏血，腎精生氣血。女人氣血足了，諸如月經不調等月經疾病，也會統統消失。

可以在月經前 5 ～ 7 天開始按摩，按足三里穴時用拇指按壓，每次按壓 5 ～ 10 分鐘，以產生痠脹感為宜。也可以中指和食指交迭，中指在下，然後用中指指腹放在同側的足三里上適當用力，按揉 1 分鐘左右，兩側交替進行 2 ～ 3 次即可。如果感覺用手指按揉比較累，可以用經絡鎚敲打，或者用筷子頭按揉，效果也是一樣。按三陰交穴時，可用左手拇指指腹揉捻右側三陰交 3 ～ 5 分鐘，以產生痠脹感為宜；然後再用右手拇指指腹揉捻左側三陰交 3 ～ 5 分鐘即可。

中醫認為，女性月經「先天靠腎，後天靠脾胃」，現在被稱為「太平公主」的女性朋友很多，她們大多都是月經不調，而很大一部分都是脾胃虛弱造成的。以前人們脾胃虛，是因為飯吃不飽，

營養跟不上，現在則是因為飲食沒有規律，挑食，或者為了減肥而盲目節食，造成氣血生化不足，從而影響脾胃的運化功能，導致月經不調，胸部發育不良。

掌握了穴位按摩的好方法，還要持之以恆，堅持不懈。如果「三天打魚，兩天曬網」，就是神仙也沒有辦法幫妳。脾胃是血液生化之源，如果飲食有節，脾胃運化功能正常，則血液生成自然源源不斷。所以，補血必須先健脾胃，脾胃強健則生化之源不絕。除了按摩再吃點羊骨紅棗粥，可謂如虎添翼。

羊脛骨味甘、性溫，入腎，主脾弱。紅棗作為中藥應用已有二千多年的歷史，主要具有和脾健胃、益氣生津、養血安神的功效。《本草綱目》中說紅棗氣味甘平：「安中，養脾氣，平胃氣，通九竅，助十二經，補少氣、少津液、身中不足，大驚四肢重，和百藥。久服輕身延年。」自古以來紅棗就是藥食兩用的佳品，民間有「日食三顆棗，百歲不顯老」之說。可見紅棗功用之大。糯米是一種溫和的滋補品，有補虛、補血、健脾、暖胃等作用。故吃羊骨紅棗粥能益氣養血、健脾益胃。

經常受月經不調折磨，被稱為「太平公主」的女性朋友，現在妳有了穴位按摩法和羊骨紅棗粥，妳還用擔心嗎？趕快行動吧！

越吃月健康　✿ 羊骨紅棗粥

羊脛骨 1 ～ 2 根，紅棗 10 ～ 20 顆，糯米 60 克，紅糖適量。先將羊脛骨（即羊四肢的骨頭）、紅棗、糯米洗乾淨，將羊脛骨敲碎放入砂鍋中，加適量清水，先用大火燒沸後，改用小火煎熬，煮約 2 小時後，過濾掉骨頭渣取汁備用。最後將洗乾淨的糯米與紅棗放置砂鍋中，加清水適量煎煮，小火煮至粥熟後，再倒入羊骨湯與紅糖，攪勻再煮 5 ～ 10 分鐘即可。每天可以當早晚餐吃，連續吃 10 ～ 15 天，效果顯著。

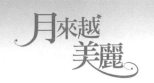
 # 管好月經，「挺」胸做女人

　　乳房是女性美的象徵，它構成了女性婀娜多姿的體態。高聳、堅挺的乳房確實讓人有一種美輪美奐的感覺，無不洋溢著女性之美。電視廣告上一句「做女人，『挺』好」更是道出了無數女人的心聲。愛美之心，人皆有之，現代女性越來越追求形體美，乳房健美更是人人羨慕。很多女性朋友不惜血本四處求醫，甚至是做提拉手術去獲得豐腴、挺拔的乳房。我們暫且不論手術成功與失敗的風險性，即使成功了，也會對人體健康造成極大的損害，所以我們最好還是從內在的調理入手，才會對身體有更大的幫助。

　　乳房下垂的女性多為氣血不足，尤其是產後及孕育期的女性，耗氣傷血較為嚴重，下垂情況更為普遍。中醫認為，因為乳房所在的位置為足陽明胃經所經過之處，陽明為多氣多血，而脾胃則為人之後天，氣血生化之源，一旦脾胃虛弱，則氣血化生乏源，乳房失去濡養，就會導致下垂。此外，分娩、哺乳都會使女性失血過多、乳房過於勞累，引起氣血不足，而導致營養不足，膚失所養，從而造成乳房下垂。做母親的女性朋友都知道，當孩子一天天長大，孩子汲取奶汁的時間會逐漸變得越來越長，這時

　　候乳房就會感到些許酸軟無力，甚至會痛。乳房好像一個氣球，氣足才會圓鼓。孩子吸走了乳汁也就是吸走了我們乳房的一部分氣血，久而久之，乳房就會變得鬆軟而沒有彈性，進而耷拉下來。

　　一般因氣血不足而造成胸部下垂的女性，也會出現經期推後、經量稀少等現象。如果能夠根據身體給我們提供的這些信息及時做出調理，時時保持氣血暢通，氣血充足，在很大程度上是可以避免乳房下垂的。

　　要使氣血充足、乳房健美，最簡單的方法就是按摩。

　　用拇指、食指或中指，也可用大小魚際在胸廓各部及頸根、肩部做旋轉按摩，然後按壓缺盆、氣戶、庫房、膻中、乳根這5個穴位。缺盆穴隸屬足陽明胃經，因為它處在鎖骨中間的缺口處，就好像被打破了一塊的盆子，所以被稱為缺盆穴。胃經氣血經過缺盆穴散佈各處，就像水通過盆上的缺口流到各個方向，這樣乳房四周就會獲得所需的氣，使乳房有個健康成長的條件。氣戶穴屬於足陽明胃經穴，為胃經氣血與外界交換的門戶，按摩它使乳房的氣機暢通，乳房才會健康。庫房穴，顧名思義，就像是一個靠近乳房的倉庫一樣，儲藏著津血，因此乳房健美、乳汁充足與否跟它有直接的關係。膻中穴被稱為「氣匯」，就是人體呼吸之氣、消化之氣、脾胃之氣都會匯聚的地方，刺激它可以調節脾胃之氣，強化脾胃生血功能，讓乳房氣血充足，從而達到乳房健美。乳根穴在乳房正下方，就像一個錐體，托好它的底部，它就會屹立不倒，常常按摩乳根穴可使乳房挺拔、豐滿。

　　按摩時先旋揉後點壓，在各個穴位處點壓10秒鐘，反覆2～3次，最後再以揉捏法按摩一遍。點壓法最好避開乳房，如要對乳房施術，用力宜輕。持續每天按摩，必會收到驚喜的效果。

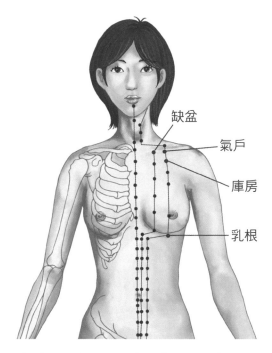

缺盆

氣戶

庫房

乳根

● 缺盆穴位於頸部外側，在鎖骨上窩的中央四陷處。氣戶穴位於鎖骨中
　點下緣，距前正中線 4 寸。庫房穴位於人體的胸部，當第一肋間隙，
　距前正中線 4 寸。乳根穴位於人體的胸部，當乳頭直下，乳房根部，
　當第 5 肋間隙，距前正中線 4 寸。

　　除此之外，美胸的方法還有吃。現在給大家推薦一道補脾健
乳粥，它是由乾荔枝、蓮子肉、懷山藥等一起熬製而成。荔枝
甘、酸的口味深得眾多女性朋友的喜愛，性溫，入脾經，使它擁
有開胃益脾的功效。蓮子肉味甘、澀，性平。明代李時珍認為：
「蓮之味甘氣溫而性嗇，稟清芳之氣，得稼穡之味，乃脾之果也。」
由此可見蓮子肉的補脾功效。清末名醫張錫純對山藥十分讚賞：
「山藥之性，能滋陰又能利濕，能滑潤又能收澀，是以能補肺、補
腎、兼補脾胃……在滋補藥中誠為無上之品。」這道粥吃起來鹹鮮
適口，健脾益腎，豐乳長肉，常食不僅能防治乳房下垂，還能促

進乳房發育，讓妳盡顯傲人「胸」姿。

　　女性朋友誰都想讓自己的乳房看起來健美，誰都希望自己的
乳房健康。按摩加補脾健乳粥，補益氣血，讓我們，更能「挺」
起胸來做女人。

越吃月健康

❋ 補脾健乳粥

做這道粥的時候需要乾荔枝 5 枚（去殼），蓮子肉、
懷山藥各 90 克，瘦豬肉 250 克，白米 100 克，鹽、
味精各適量。先將豬肉洗淨，切小丁，然後與乾荔
枝、蓮子、懷山藥和白米加水適量，同煮即成。

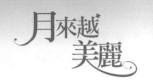

 # 肝氣鬱結，經期乳房脹痛

　　曉月最近在心理和生理上都遇到一些問題，工作很不順心，看什麼都覺得礙眼，心情非常不好；近半年來，每次月經來潮，她都感到乳房疼痛不適，有時乳頭還會出現莫名的搔癢。這樣的狀況從來都沒有出現過，她尋思著不會得了乳腺癌吧？心裡自然有些害怕。

　　妳知道曉月有什麼問題嗎？這在中醫上稱為「經期乳房脹痛」，經期乳房脹痛是女性最常見的乳房疾病，近幾年來發病率有逐年上升的趨勢，占乳腺疾病首位，每 3 個育齡女性中就會出現 1 個。一般多發於 30 ～ 50 歲的女性，發病高峰為 35 ～ 40 歲，但是目前有越來越低齡化的現象。

　　那麼，是不是所有的經期乳房脹痛都是病呢？答案是否定的。比如處於青春期的女孩，經期有乳房脹痛，有時疼痛會波及肩背部，經後乳房疼痛自行緩解，僅能觸到乳腺有些增厚，無明顯硬塊和結節。這種情況就大可不必擔心，因為這是屬於生理性改變引起的脹痛，並不是病，也不需要治療，而是說明妳就要從一個女孩變為一個成熟的女人了。

　　當然有時候情況並不是那麼涇渭分明，年輕的女性很難分辨

是生理性還是病理性。這個時候瞭解一些乳房自我檢查的知識就顯得尤為重要。現在我告訴大家一個方法，在月經之後的 1 ～ 2 週進行自我檢查：首先，站在鏡子前，雙手下垂或雙手叉腰站立。仔細觀察雙側乳房是否大小對稱，皮膚及乳頭是否有凹陷或濕疹、紅腫或者不正常突起等。其次，用指腹輕壓乳房，觸摸是否有硬塊。由乳頭開始做環狀順時針方向檢查，觸摸時手掌要平伸，四指併攏，用食指、中指、無名指的末端指腹按順序輕摸乳房的各個區域。如果乳房看起來不正常，並且乳腺內有腫物或出現乳頭溢液等情況，則需要給予治療。如果只是生理上的疼痛，我們只需要簡單調理一下就好了。

那麼，如何進行調理呢？當然，首先要談談乳房脹痛的原因。余景和在《外證醫案彙編》中說：「乳症，皆云肝脾鬱結。」就是說和乳房有關的病都是與肝臟、脾臟鬱結有關。而經期乳房脹痛，以肝氣鬱結最為多見。如果看經絡在乳房的分布，足厥陰肝經過上膈，分布在胸脅，環繞在乳頭周圍，乳房是肝經循行部位。中醫認為肝主疏洩，喜歡條理通達，而討厭抑鬱不暢。所以肝臟就像一個喜怒形於色的小女孩，妳順著她，她就喜笑顏開，妳逆著她，她就愁眉苦臉，耍起性子來，她不高興了妳就有得受了。所以如果肝氣鬱滯，乳房部氣血運行不暢，就會引發乳房脹痛。

現在，我們揪出了肝氣鬱結這一原因，就該想法子對付它了。既然肝氣鬱結，那就要疏肝解氣，而人體中真有這麼一個穴位被稱為「消氣穴」，它就是太衝。按摩時，用拇指指腹按住太衝穴，緩緩加力，按住 1 分鐘，再緩緩收力，放開。如此反覆指壓太衝，每側按壓 3 ～ 5 次，便會感覺神清氣爽、氣消無蹤了。

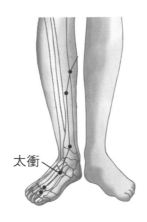

太衝

● 太衝穴在足背側，當第一、第二蹠骨間隙的後方凹陷處。足厥陰肝經
　的輸穴、原穴，可調控肝經的總體氣血，疏解心胸不適。

　　　為什麼太衝穴這麼神奇呢？因為太衝穴是肝經的原穴，「原」
有「發源、原動力」之意，理論上，原穴往往調控著該經的總體
氣血。內經有「五臟六腑之有疾者，皆取其原」一說，也就是說
凡是臟腑上的病都可以取經脈上的「原穴」來治。治療肝氣鬱
結，取肝經上的原穴太衝穴，正好符合醫理。

　　　食療方香附牛肉湯對經期乳房脹痛也有一定療效，其中香附
有著理氣解鬱、調經止痛的功效，蘇敬在《新修本草》中說它
「大下氣」，張元素的《醫學啟源》說它「快氣」，所以對付肝氣
鬱結也是不在話下。所以香附常用來治療肝鬱氣滯，胸、脅、脘
腹脹痛，消化不良，乳房脹痛，月經不調，經閉痛經，寒疝腹痛
等。牛肉也不能小看，《本草綱目》指出，牛肉能「安中益氣，養
脾胃。補虛壯健，強筋骨，消水腫，除濕氣」。而中醫認為脾屬
土，肝屬木，所以脾臟養好了，肝也會得到滋生。藥效對上了，
再調出好味道，就是一道美食湯。

　　　中醫有句俗話，「藥補不如食補，食補不如神補」。這句俗話

用在治療經期乳房脹痛上再適合不過了。因為生氣、發怒、抑鬱
是導致肝氣鬱結的罪魁禍首。所謂一花一世界，看得開，總是風
景，看不開，就是無奈。為什麼不能在日常生活中保持開朗樂觀
的心態，不生氣、不著急、不上火，帶著天塌下來上面還有高個
子頂著的心態來面對問題呢？只要妳開心了，就能有效防止肝鬱
氣滯的發生，促使乳房脹痛好轉起來。

越吃月健康

❋ 香附牛肉湯

香附 15 克，牛肉 100 克。將牛肉切成小塊，與香
附（切洗）一起放入砂鍋中，加水適量，文火熬 1 小
時，加入鹽、油等調料即可食用。

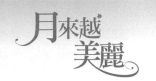

鬱氣傷肝又犯胃，乳腺保衛戰

　　擁有一對勻稱豐滿的乳房是每個女人的夢想，而乳腺增生就是每個女人的惡夢了。現代女性大都重視乳房的「外在美」，卻忽略了乳房的「內在美」，於是就被乳房疾病給悄悄纏上。有統計表明，在城市的婦女中，每 20 人就有 1 人可能在絕經前患上乳腺增生。

　　乳腺增生在中醫上被稱作「乳癖」，明代醫家陳實功指出，「乳癖乃乳中結核，形如丸卵，或墜重作痛……其核隨喜怒消長」，道出了乳腺增生的兩大症狀，一是乳房中有結塊，二是乳房疼痛。有些女性朋友平時會有乳房脹痛的毛病，但不一定是乳腺增生，乳腺增生的疼痛有一定的週期性。這個週期與月經有關係，一般來說，月經來之前疼痛會加重，腫塊也會增大，質地較硬。月經後腫塊縮小，質地不那麼硬，疼痛會減輕。增生比較嚴重的人，疼痛的時間可能會較長，還會向肩部、背部、腋窩和上肢放射。

　　我們平時按摩乳房，能夠按到一些乳腺組織，有人就誤以為是腫塊，覺得自己得了乳腺增生。如果妳難以辨別，這裡教大家一個自查的方法。每次自查最好在月經結束後，那時候乳腺組織

較薄，乳房是最鬆軟的，裡面有病變也容易檢查出來。首先，對著鏡子看乳房的外形和皮膚，看看乳頭、乳暈有沒有異常，然後將手指貼到胸部上，由乳房外上方開始，向下、向內按摸一周，最後檢查腋窩，看看有沒有結節和腫塊。

再給大家兩點小提示，躺下檢查可以使乳房的脂肪向兩邊分散，更容易觸摸到乳腺，站立時則比較方便檢查乳房的上部和外圍。但檢查的時候不要用手擠捏，不然可能會把乳腺組織誤認為腫塊。有人可能擔心乳腺增生會發展成乳腺癌，其實癌變只是極少數，不足 2%，但是一旦發現腫塊的生長速度較快，質地發生變化，這時就要當心，趕快去醫院做個全面檢查會比較放心。

到底乳腺增生是怎麼形成的呢？中醫認為病因在肝鬱，清代高秉鈞在《瘍科心得集》裡說：「此名乳癖，良由肝氣不舒鬱積而成」。人體中有兩條經脈和乳房的關係最大，胃經走乳房，肝經走乳頭。有人生悶氣的時候就說：「我憋了一肚子氣。」其實氣不是憋在肚子裡了，而是憋在肝裡了。女性朋友如果總是多怒、多鬱，肝氣就會鬱結。肝屬木，中醫五行的相生相剋觀點認為木克土，什麼屬土呢？胃，於是鬱氣集結在胃經上，乳房就會結塊、疼痛。氣一旦鬱結，那麼血流也就不順暢了，瘀滯的氣血會往上跑，跑到面部，積在皮下，形成黃褐斑、痤瘡。女性每月行經都要流失一定量的血，瘀滯的氣血往下跑，就會發生痛經、月經前後不定期、量少或色淡。月經來潮離不開衝任，如果肝鬱氣滯就會導致衝任的氣血瘀滯。衝任氣血上行為乳，下行為經，氣血瘀滯，在上就表現為乳腺增生，在下就表現為痛經和月經不調。

治療乳腺增生，關鍵是疏肝理氣。現在教大家一個按摩的方法。

第一步，揉膻中。患者仰臥，一手手掌放在胸骨中央的膻中

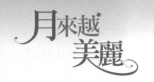

穴位置，朝四周輕輕按揉。上肢伸直，腕部彎曲，垂直用力，掌
力不要太大。膻中以按壓為主，周圍以按揉為主，按摩 2 分鐘。

　　第二步，推上肢。患者端坐，用手掌在上肢內側面從上向下
直推，推完一側再推另一側，推至局部皮膚發熱為止。然後按摩
內關穴和曲池穴，每個穴位按摩 1 分鐘。

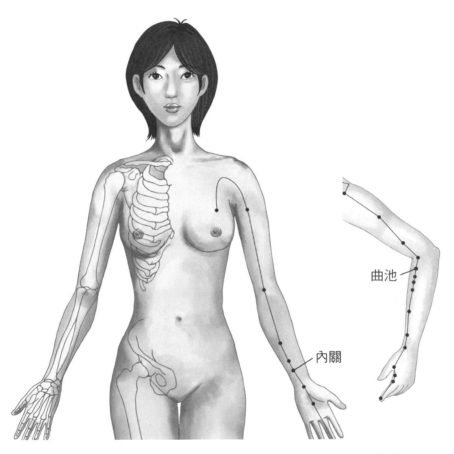

● 內關穴位於前臂正中，腕橫紋上 2 寸，在橈側腕屈肌腱與掌長肌腱之
　間取穴。曲池穴位於肘部，取穴時屈肘，位於肘橫紋盡處，即肱骨外
　上髁內緣凹陷處。

　　第三步，揉脛內。患者呈坐姿，膝關節彎曲，左踝關節搭在右側膝關節上，雙手拇指按在脛骨內緣上，由上向下，從輕至重，左右反覆揉動。遇到陰陵泉穴下方的痛點，就重點按揉。然後用相同的手法按摩對側，每側按摩 2 分鐘。

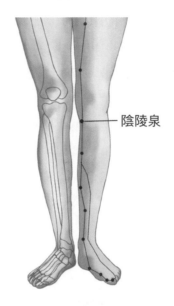

陰陵泉

● 陰陵泉穴位於小腿內側，當脛骨內側髁後下方凹陷處，是足太陰脾經
　的合穴。

　　第四步，拍上臂。坐、臥姿都可以，伸直手臂平放在墊有鬆軟物體的桌子上，身體放鬆，用一手掌拍打對側手臂，從上臂中段向上逐漸拍打到鎖骨的部位，來回拍打，力度不要太大，以患側的乳房輕輕抖動為度，拍打 2 分鐘。

　　除了穴位按摩，再推薦一種治療乳腺增生的食物——芋頭。可以做成簡單的芋頭粥，再配合穴位按摩進行治療。芋頭粥在《本草綱目》、《食療本草》等古籍中都有記載，

　　芋頭我們都很熟悉，它的食用歷史很悠久，既可做糧食又能

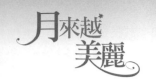

當蔬菜,還有藥用價值。常見的吃法除了熬成芋頭粥,還能把芋頭煮熟後蘸糖吃。芋頭入胃、大腸經,蘭茂在《滇南本草》中說芋頭「治中氣不足。久服補肝腎,添精益髓」。民間常用芋頭煮成甜粥治療瘰癧和無名腫毒,它對各種原因引起的慢性淋巴結腫大有一定的治療效果。用於預防和治療乳腺增生,芋頭都是食療佳品。但要注意,芋頭有微毒,不能生吃。

乳房就像月經的一面鏡子,或者說月經也是乳房健康與否的一張晴雨表。治好了乳腺增生,與之相應的月經疾病也會不治而愈。治療乳腺增生,保持心情舒暢也格外重要。一般人都有這種體會,心情煩躁或是精神緊張的時候,乳房疼痛就加重,心情好的時候疼痛就會減輕。這些都是乳房給我們的警告,生活豐富多彩,讓我們每個人都積極地面對生活吧!

越吃月健康

❋ 芋頭粥

芋頭 50 克,粳米 50 ～ 100 克,清水 500 ～ 800 毫升,砂糖適量。先將芋頭去皮洗淨,切成小塊,和粳米一起放入鍋中,加清水熬煮成粥,最後加入砂糖即可。溫熱服用,每日 2 次。

三穴一粥，媽媽告別乳腺炎

我的朋友江女士，結婚一年多後生了一個漂亮女兒，我為她感到高興。過了一個月，在休假的時候我帶著鮮花去探望了她。見到江女士，我感覺她的臉色不好，談話聊天也一直是強顏歡笑，似乎身體有些不舒服，我便問她最近有沒有什麼心煩的事情。她跟我說，生完孩子之後，孩子夜裡吵鬧不停，加上每天不時地餵奶，搞得她心亂如麻，身心俱疲。她還跟我說，最近餵奶時乳頭會痛，乳房其他一些地方也開始疼痛，真是雪上加霜，苦不堪言。我開導她，說小孩子哭鬧是很正常的事情，心態要平和，如果乳房開始疼痛，很可能患了乳腺炎，因為妳剛生完孩子抵抗力很差，很容易患上婦科疾病，不過不是很嚴重，經過按摩，吃點東西就會痊癒的。

江女士所患的乳腺炎在中醫上又叫「乳癰」，哺乳 3 ～ 4 週的婦女最容易患上此病，也最為常見。新媽媽在餵奶時如果乳頭有刺痛感，乳汁不順暢，淤積在乳房，隨後乳房出現腫塊並伴有發熱、疼痛現象，而且伴有心情煩躁鬱悶，一直有身體不舒服、不對勁的感覺，那麼很可能就是患上了乳腺炎。產後乳腺炎的發病原因主要是由於正氣虛衰、情志內傷、飲食不節等。正氣虛衰

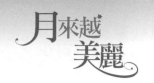

就是對疾病抵抗力不足；情志內傷就是心情鬱悶，不開心；飲食不節就是飲食沒有節制，食用過多滋膩補品。有的人也許不理解為什麼哺乳期心情不好，多吃東西也會導致乳腺炎？中醫認為，婦女在哺乳期心情不好會導致肝氣滯鬱，乳汁不通化瘀，才導致乳房發熱疼痛；吃過多補品也是如此，氣血過剩，而奶水是氣血所化，所以奶水過多排不出去，就會凝滯在乳房內，乳房經絡被堵，也就開始腫脹疼痛。《丹溪心法》中說道：「乳房陽明所經，乳頭厥陰所屬，乳子之母，不知調養，怒忿所逆，鬱悶所遏，厚味所釀，以致厥陰之氣不行，故竅不得通而汁不得出；陽明之血沸騰，故熱勝而化膿。」這段話明白地說明了哺乳期婦女患上乳腺炎的前因後果。

我跟江女士說明了患病機制後，告訴她一個簡單的按摩方法，針對乳腺炎取三個穴道進行按摩，既能順心順氣，使心情愉悅，又能消腫止痛，然後又教給她一道粥，「雙管齊下」，自然「藥到病除」。也難怪她會開心地笑了。

第一個穴位是膻中穴。按摩前先將手洗乾淨，指甲剪短，然後伸出食指放在膻中穴上按揉 1 分鐘，再用大魚際（拇指根部肉最厚實的地方）按揉膻中穴 1 分鐘即可。想必大家都知道有個成語叫「捶胸頓足」，形容一個人心情懊惱、傷心悲痛。如果不小心捶到了胸前一個穴位，沒準反而變成「眉開眼笑」了，這個穴位就是膻中穴。有句話叫「拍打膻中，寬心順氣」，假如有一天妳因為一件事情非常鬱悶，又無處發洩，不如就向這個穴位發洩吧！拍一拍、打一打，順氣又順心。為什麼膻中穴會有如此神奇的效果呢？中醫認為人們在心情不暢快、悲傷之時，肝氣便會鬱結於膻中穴，對此處進行按摩拍打，會將堵塞的經絡疏通，使氣血重新運行自如。

　　按摩完膻中，我們接著進行下一步。伸出食指放在曲池穴上按揉1分鐘即可。曲池名字源自取穴的小技巧上，如果妳將肘部彎曲至90度角，此時肘部凹陷的地方很像一個池塘，「彎曲則現池塘」，曲池就是這麼來的。曲池穴經常被用來去痘，因為在這個穴位上進行按摩可以清熱除濕，清除體內垃圾。排出毒素，自然一身輕鬆。乳腺炎的病因是由於乳汁瘀滯、積熱成疾，那麼按摩具有清熱功效的曲池穴自然會有很好的治療效果了。

　　接下來就是最後一個步驟了。我們仍然用食指，放在足背的太衝穴上按揉1分鐘。古文中的「太」就是「大」、「非常」的意思，與我們現在所說的「太好了」、「太棒了」中的「太」是一個意思，「衝」就是「重要」的意思，那麼太衝的意思就很明顯了。這個名字非常貼切，太衝穴是肝經中非常重要的一個穴位，心情不好，踩一踩太衝，寬心又順氣。經常按摩太衝，順肝氣降肝火，適合那些經常感到煩悶、焦慮的人，哺乳期的婦女按摩此穴再合適不過了。

　　接下來我為大家介紹一道蒲公英粥，同樣能夠給乳腺炎患者帶來福音。美麗的蒲公英一直是治療乳腺炎非常重要的一味藥材。唐代醫家蘇敬在《新修本草》中說「主婦人乳癰腫」，意思是說專門治療婦女乳腺炎。中醫認為蒲公英性寒，味苦、甘，有清熱解毒、消癰散結之功效。金銀花性寒、味甘，可清熱解毒、疏散風熱。白米性平、味甘，具有補中益氣之效。所以，蒲公英、金銀花、白米結合在一起就會清熱解毒、消癰散結，非常適合哺乳期乳腺炎患者食用。

　　值得注意的是乳腺炎患者不能吃辛辣、油膩、冰冷等刺激性很強的食物，比如辣椒、肥豬肉、冷飲等，也不能吸煙、喝酒。這些食物對疾病的惡性發展有「推波助瀾」的作用，對疾病的痊

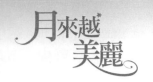

癒沒有任何好處。新媽媽在哺乳時最好不要讓孩子含著乳頭入睡，餵奶要有規律，而且要多餵奶，防止乳汁淤積在乳房；另外要控制情緒，心情要平和。上述方法只適合乳腺炎初期或症狀較輕的患者，如果病情嚴重，可能需要手術，最好及時就醫。

越吃月健康

✳ 蒲公英粥

蒲公英 60 克，金銀花 30 克，白米 150 克。先將蒲公英、金銀花加適量水同熬取汁，再用汁和白米煮成粥就可以吃了，分 3 次食用，1 天吃完，持續 5 天。

調好月經，媽媽乳汁充足

現在有很多女性生完孩子後缺乳，為什麼呢？首先要知道
「奶水」是從哪裡來。中醫說：「月經也和奶水有關係。」其實月
經不但和奶水有著密切的聯繫，而且是奶水分泌多少、奶水質
量好壞的關鍵所在！我們來看看中醫是怎樣為我們解釋的：「血
者……在婦人上為乳汁，下為血海。」意思是說，氣血這個東西，
在女人身上往上走就是奶水，往下走就是月經。很多生過小孩的
女性朋友大概都有餵奶時沒有月經的經歷，就是因為氣血化成了
奶水。如果這個女性朋友氣血虧虛，那她生化成奶水的能力就相
對薄弱，生完孩子之後，就有可能出現奶水不足或沒有奶水的現
象。並且除了奶水量不夠多以外，奶水的質地也比較稀、比較清
淡，乳房鬆軟，不會有奶脹的感覺。由於氣虛，固攝能力弱，清
淡的奶水有時還會自動流出，浸濕衣衫。

有的女孩可能會說：「我還沒結婚，根本用不著看這些東
西！」或者說：「等我生了孩子，出現症狀的時候再瞭解也不
遲。」其實不然，古話說得好：「冰凍三尺，非一日之寒」，月經
與產後缺乳因果關係的體現是需要很長時間的。如果平時月經就
有很多問題，比如經量過少、經期延遲等，卻不注意保養調理，

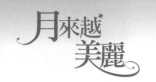

等問題來了，想要臨時抱佛腳，效果自然不會太好。所以平時一定要關注自己的月經，及時地調理，保持身體的健康舒適，這樣氣血才會充足通暢。

氣血虛，我們就要補氣血。下面介紹一種按摩方法，按摩的穴位是關元、足三里和血海，我們分為三個步驟來進行。

開始按摩前先調整呼吸，放鬆一下心情。按摩的第一個穴位是關元，它是氣血循環的強壯之穴，是公認的保健要穴，可以防治很多氣血虛弱造成的疾病。將右手拇指的指腹放在關元，適當用力揉按 30 ～ 60 秒。

接下來按足三里穴。中醫認為，足三里是一個強壯身心的大穴，能治療很多疾病，補氣血的效果也很突出。諺語裡有「拍打足三里，勝吃老母雞」的說法。用一隻手的食指與中指重疊，食指在上，中指在下，如此做法是為了很好地調整力度，然後中指指腹放在同側足三里穴上，適當用力按揉 30 ～ 60 秒。按完一邊再按另一邊，用時相同。

最後按摩血海穴。血海穴的主要作用之一就是調經理氣，可以治療一切原因引起的月經不調。調經當然少不了它。先將雙手搓熱，然後將掌心放在同側大腿的血海上，用適當的力度揉按 30 ～ 60 秒。

在進行按摩時應該注意兩點：第一，月經期間應停止按摩；第二，只有持續才能取得明顯的效果，不可半途而廢。

再為大家介紹一道既美味又滋補的湯飲——黑木耳紅棗飲，是調理月經的不錯選擇。黑木耳活血化瘀，紅棗補血養氣，二者一同做成湯飲，既可以活血調經，又可以氣血雙補，是女性朋友一個難得的補品。

月經是女性健康的晴雨表，如果氣血不足，月經出現了問

題，一定要及時調理，以免影響將來的孕育。做到防患於未然，
這正是中醫學「不治已病治未病」的思想。只有調理好月經，保
持健康的身體，使氣血順暢自然，未來孩子出世後才可以吃到媽
媽健康的奶水，寶寶才會聰明可愛。

越吃**月**健康

✿ 黑木耳紅棗飲

泡開的黑木耳 40 克，乾紅棗 30 克。將泡好的黑木
耳、乾紅棗洗乾淨，放入鍋內，再放入適量的清水，
先用大火煮沸，再用小火煮 30 分鐘就可以食用，每
天 2 次，連續吃 7 天。

第 四 章
食衣住行，藏著月經的秘密

當代社會很多女性肩負著和男人一樣繁重的工作，但在繁忙的生活中卻無暇照顧自己，因為月經失調而到醫院就診的女性非常多，尤其是白領女性。她們之所以容易月經失調，主要與生活習慣有關。工作壓力大，過度思慮，加上生育越來越遲，沒時間好好吃飯，盲目節食減肥，要風度不要溫度等等，這些都是月經失調的罪魁禍首。

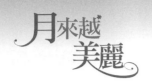

 # 冰淇淋女孩，痛經拉警報

　　炎炎夏日，許多女性朋友看見冰淇淋、冰棒、雪糕等就好像見到久違的好友。吃下它們，那種冰涼的感覺從嘴裡一直涼到了心裡，好像忽然一下子熱就退了一半。爽，真爽！可是，爽過了一時，痛苦就緊隨其後。來月經的時候，有時肚子痛得讓人「咬牙切齒」，滿頭大汗，甚至在床上不停地打滾。

　　有的女性朋友在外逛街，除了愛吃冰淇淋這種零食外，就連主食也選擇一些冰冷的食物，如冰粥、涼麵等。人們運動過後，體溫偏高，陽氣升發在外，體內較為空虛，如果此時吃冰冷的食物或飲料，很容易使脾胃陽氣受傷，從而引起月經紊亂。這就像一個普通玻璃杯，放一塊冰可能不會有什麼變化，可是，一個剛裝過熱開水的杯子如果放塊冰，就可能會炸裂。胃腸雖不至於炸裂，卻會發生功能紊亂，致使氣血流通不暢，引發疼痛。有的女性朋友酷愛運動，運動後大汗淋漓，就跑到浴室用涼水沖。由於體溫增高，周身皮膚的血管正在擴張，以便散熱，突然用冷水沖淋，就可能會使肚子受涼，引起同樣的問題。

　　《黃帝內經・素問・調經論》中說：「血氣者，喜溫而惡寒，寒則泣不能流，溫則消而去之。」氣血如水，在溫暖的環境裡會

涓涓流淌，遇到寒冷就會凝結成「冰」。所以，一些女性朋友喜歡吃冰淇淋、雪糕，喝冰涼的礦泉水，就是在促使血成冰。「不通則痛」，凝結成「冰」的血塊在身體內阻擋了經血的正常運行，就會產生疼痛。除了這種冰淇淋女孩，一些女性朋友喜歡穿「露臍裝」，還有要風度不要溫度的美女，在寒冷的冬天亦是穿著又短又薄的衣服，妳可知道氣血喜溫不喜寒，如此對待它，痛經就是它對妳的報復。痛經，提到它，很多女性朋友可能就會感覺肚子隱隱作痛。所以為了自身的健康，孰輕孰重，一看便知。這種痛經喜歡溫暖，這也是為什麼有的女性朋友在疼痛的時候抱個熱水袋會感覺好點的原因。

痛經的女人傷不起！「痛經忍一忍就過去了」，目前有不少女性認為痛經不是長病，而且也不能總是吃止痛藥，於是就抱著挺一挺的心態來面對。面對痛經，難道我們真的無計可施嗎？方法當然有，那就是艾灸法，選取關元穴和三陰交穴。

說起關元穴，大家都比較熟悉，它距離胞宮很近，是小腸的募穴，為男子藏精、女子蓄血之處，統治足三陰病症，具有調理衝任之功效。也就是說它掌管著我們月經的命脈，月經出了什麼問題，找它幫忙準沒錯。三陰交穴隸屬足太陰脾經，位於小腿內側，可以同時調理人體脾、肝、腎的氣血，這個穴位可以說是女性的恩物，是治療女性月經疾病的一把好手。艾灸這些穴位有補氣、養血，疏理氣機的作用，同時又可以溫通經絡，改善寒凝血滯的症狀。施灸時將艾條的一端點燃，對準穴位，距皮膚 2～3 公分左右，進行熏烤，使局部有溫熱感而無灼痛為宜，一般每處灸 5～7 分鐘，至皮膚紅暈為度。每日施灸 1 次。

艾灸可以助妳解除痛經，常服薑棗紅糖粥，也可緩解痛經。乾薑跟我們常用的生薑很像，它也是味辛、氣性熱，歸脾、胃、

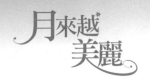

心、肺經，可以發揮溫中散寒、回陽通脈、通心氣的作用。紅棗素有「百果之王」的美譽，味甘、性溫，歸脾、胃、心經，具有補中益氣、養血安神的作用。紅糖性溫、味甘，入脾，具有益氣補血、健脾暖胃、緩中止痛、活血化瘀的作用，長期以來一直被當作女性必不可少的補品。

月經期間不宜吃冰冷的食物，血液必須處在「溫」的狀態下，才能流得順暢。當吃了冰冷的食物，血液受到溫度改變的刺激，就會致使流通度變差，容易產生血塊，造成痛經。經期也不該多吃屬性偏涼的食物，如冬瓜、茄子、絲瓜、黃瓜、竹筍、橘子、梨、柚子、西瓜、蟹、田螺、海帶等。如果在經期內，不小心吃了冰冷的食物，可以喝些紅糖煮生薑來促進體內血液循環，促使血液流暢。

冰涼雖爽，但痛經卻是我們生命不可承受之痛。如果我們在平時生活中任意「糟踐」自己，這位「老朋友」就會提出抗議。因此，在平時的生活中一定要注意避寒，加強保暖，讓氣血始終處於清澈流動狀態。流水不腐，戶樞不蠹。做個「活血」女人，痛經自然不敢再來找妳。

越吃月健康

❀ 薑棗紅糖粥

乾薑 10 克，紅棗 20 枚，紅糖、粳米各 30 克。先將乾薑加水煎煮 30 分鐘，取藥汁與紅棗和粳米共同煮粥，待粥熟時，加入紅糖，趁熱服食，每天 1 次，連服 5～7 天。具有暖宮散寒的功效，尤其適用於寒凝型的女性朋友。

嘴巴過癮，月經過量

　　現在一些女性朋友吃火鍋、麻辣燙、涮羊肉似乎已經不分季節，即便到了夏天，仍喜歡吹著空調、電扇，滿頭大汗地享受這些熱氣騰騰的美食。街頭麻辣燙更是以其獨特的風味占據了許多城市的街頭巷尾。因其口味夠「勁」，能讓嘴巴過足癮，備受女性朋友青睞。殊不知，過多的熱辣飲食無疑是給身體添了把「火」。很多女性朋友在來月經的時候，會發現經血淋漓不絕。

　　除了月經過多，一些女性朋友臉上的「痘痘」也會如雨後春筍般往外冒，「面子」上的問題一出再出。另外，在經期脾氣尤其大，易發怒。這些都是經常吃過於辛辣、熱燙東西惹的禍。由於內火旺盛，需要找到出口得以宣發，血液流到流不通的地方就會淤積，「痘痘」就出來了，血為氣之母。血不通，氣不順，易生氣發怒就是這麼來的。

　　中醫認為，月經過量是由於血熱引起，熱入血中，血行加速而異常，迫血妄行。就像一壺水，將它加熱到一定程度，水就會因熱翻騰，甚至溢出水壺外。

　　血熱不僅會造成月經過量，還會使得經血黏稠，像粥一樣，粥越熬越稠。津液被熱耗損，經血就會變得黏滯、鮮紅。此外，

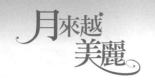

照照鏡子也會發現臉呈潮紅色，這都是由於體內火旺、虛火上炎
引起的。除此之外，有時還會感覺口乾舌燥，就算喝水也不管
用，這是因為「火」大了，灼燒津液致使陰液不足，津不上承，
所以嘴裡一直發乾。這些都是血熱的症狀。

　　按摩氣海、關元、血海、水泉及三陰交可以治療月經過多。
氣海、關元同屬任脈，分屬於上下丹田，按摩兩穴，可以收到異
曲同工之妙，對補氣行血具有強大的推動作用。血海穴為脾經
所生之血的聚集之處，是生血和活血的要穴，對於月經不調這
種血症，找它準沒錯。水泉穴屬足少陰腎經穴，意指腎經水液在
此聚集形成水潭，作用是傳遞水液，常有「月經不調喝水泉」的
說法。三陰交這個女性穴位對於治療月經量多也是大有裨益的。
按摩的方法很簡單，對於氣海穴、關元穴，按摩時需要躺在床
上，用拇指依次按壓所選的穴位。按摩血海穴、水泉穴、三陰交
穴時，可以坐起來，取準穴位，用拇指按揉，以有痠麻脹痛感為
宜，每天持續按摩。

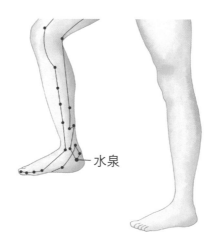

水泉

● 水泉穴在足內側，內踝後下方，當太溪直下1寸，跟骨結節的內側凹
　陷處。

　　按摩法簡單而且療效確切，在平時看電視的時候都可以順手
按按。常常按摩不僅可以調理月經，還可以發揮美容養顏的作
用，一舉兩得何樂而不為呢？

　　除了這種按摩法，我們還可以在經期每天喝一碗槐花粳
米粥，以解煩惱。由於經量過多來自血熱，為此我們有必要給血
液降降溫。槐花，性涼、味苦，入肺、大腸經，入血斂降，有清
熱涼血止血之功效，因其性下行，故特別適用於身體下部各種血
熱出血之症，如便血、尿血、崩漏、月經過多。

　　好的治療方法可以幫助我們解除後顧之憂，但是再好的治療
方法也比不上好習慣，好習慣可以讓我們免受痛苦的襲擊。若我
們平時養成良好的生活習慣，調理好自己的膳食，不圖一時嘴
饞，過食辛辣；避免在陽光下曝曬，不讓血液有過度升溫的機會；
適量運動促進血液正常循環，就能減少在失去的時候才懂得珍惜
的遺憾。

越吃月健康

✿ 槐花粳米粥

槐花 30 克，粳米 60 克。將槐花水煎取汁備用，粳米
加適量水按常法煮成粥，兌入槐花汁液，煮沸一二分
鐘即成。月經期間，每日 1 次，可連食數日。

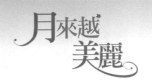

 # 玫瑰，每個女人都該親近的花

　　玫瑰之於女人，就像寶劍之於英雄一樣，不僅僅是玫瑰的芳香，更重要的是，玫瑰是調經聖手，是每個女人都該親近的花。

　　中醫認為，肝氣鬱滯是致使月經不調的罪魁禍首之一。《黃帝內經》說，「肝者，將軍之官，謀慮出焉」。肝藏血，肝是「將軍」，人體最重要的物質基礎──血，就藏在肝中。肝這個「將軍」最重要的職責就是對體內臟腑這些「兵馬」進行合理的調度。人體內的組織器官，隨著生理情況的變化，血流量也會隨之改變。這個改變不是亂來的，它要遵循一定的秩序和規則，根據需要隨時改變。所以當肝氣鬱滯的時候，就是「將軍」失職了，這時候各路「兵馬」就會陷入混亂狀態，血液流通當然也會受到不同程度的阻礙，從而引起月經紊亂。

　　肝氣鬱結可導致月經先後或不定期，因為肝氣鬱結致使血流不暢，月經就姍姍來遲，而肝氣鬱結久了化火生熱，血液得熱加速運行，月經就會先期而來。

　　肝氣不順，影響血液的生成和運行，還會導致月經量少。肝氣鬱結，導致血瘀，不僅血流不暢，而且導致脾胃等其他器官接收到的血液濡養不足，致使脾胃功能減弱。就像一盆花，若妳不

精心護理，不經常給它澆水施肥，由於根部吸收養料不足，它的葉子等必會因此而枯萎。脾胃是氣血生化之源，脾胃受損，化血無源，生血不足，月經量少也就在情理之中了。

此外，中醫說，氣為血之帥，肝氣鬱結會導致血瘀。好像放風箏，我們拉著線，但是如果沒有風，風箏就會落地。風就好比氣，血液就是風箏，氣不足了，血液運行無力，只會放慢速度或者停滯，久而久之，血流不通了，「不通則痛」，所以痛經也就因此而發。

上面說的是肝與月經的關係。玫瑰花與月經又有什麼關係呢？玫瑰花是肝的近親，能幫肝解決問題。中醫認為，玫瑰花味甘、微苦，性溫，最明顯的功效就是理氣解鬱、活血散瘀和調經止痛。女性朋友們肯定知道玫瑰浴。沒錯，用玫瑰花沐浴就能助妳解決月經不調的煩惱。

玫瑰沐浴很簡單，選取乾玫瑰花30克，如果選用新鮮玫瑰需50克，將花放入水中煮沸，每次取適量汁液放入溫水中沐浴。具有溫柔香味的玫瑰油有助於保養心靈和皮膚，對於中樞神經系統具有刺激和解壓的功能，還可以刺激細胞更新，具有滋潤和消炎的效果，有助於皮膚修復。古代四大美人之一的楊貴妃之所以有沉魚落雁的容貌，也跟她經常泡玫瑰浴有著極大的關係。所以，對於女性朋友來說，玫瑰浴可以說益處多多。

為瞭解決月經不調的問題，我們還可以食用茉莉玫瑰粥。茉莉花聞起來香，嘗起來卻是甘甜中略有一絲辛味，食之有理氣、解鬱的功效。再加一點溫和的紅糖，這道粥就具有了健脾益氣、緩肝補血、活血祛瘀、止痛的強大功效。因此，此粥具有理氣解鬱的功效，對飽受痛經之苦的女性朋友來說無疑是至寶。

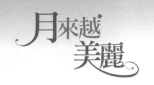

　　除了用來泡澡、做粥，玫瑰花用來泡茶喝也是很好的選擇。玫瑰花的藥性非常溫和，能夠溫養人的心肝血脈，舒發體內鬱氣，發揮鎮靜、安撫、抗抑鬱的功效。在月經前或月經期間常會產生煩躁的情緒，喝點玫瑰花茶可以發揮調節作用。這是因為玫瑰花有很強的行氣活血、化瘀、調和臟腑的作用。在工作壓力和生活壓力越來越大的今天，即使不是月經期，也可以多喝點玫瑰花茶，有助於安撫、穩定情緒。對於女性來說，常喝玫瑰花茶，還可以讓自己的臉色同花瓣一樣變得紅潤起來。每天持續取玫瑰花 15 克泡茶喝。泡玫瑰花的時候，可以根據個人的口味，適當調入冰糖或蜂蜜。有的女性朋友常常喝綠茶減肥，現在說到玫瑰花茶的美容功效，可能就會想到綠茶玫瑰混合泡茶，以求得減肥、美顏一舉兩得的效果。需要提醒的是，玫瑰花最好不要與茶葉泡在一起喝，因為茶葉中含有大量鞣酸，會影響玫瑰花疏肝解鬱的功效。

　　此外，由於玫瑰花活血散瘀的作用比較強，月經量過多的女性朋友在經期最好不要飲用。

　　自古以來，玫瑰花就因其華麗的外表、誘人的芳香，深受廣大民眾喜愛。珍貴的藥物作用，更為我們女性朋友帶來福音。玫瑰花是我們的青春之花，我們當然不能只是遠觀，而要去和它「親密接觸」。

越吃月健康

❋ 茉莉玫瑰粥

茉莉花 10 克，玫瑰花 15 克，粳米 100 克，紅糖
適量。先將茉莉花、玫瑰花分別除去枝梗，洗淨
焙乾，共研成細末，然後將粳米淘淨入鍋，加水
1,000 毫升，大火燒開後，轉用小火慢熬成粥，加
入茉莉花、玫瑰花末及紅糖，熬溶即可。每天 1
次，連服 3 ～ 4 天。

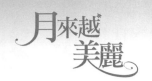

時尚穿衣，為月經疾病埋下病根

　　穿著時尚，喜歡薄、短、露的女性，往往容易受寒，導致月經疾病。

　　寒凝血滯，就是氣血受寒，停止運行。氣血就像是個喜歡溫暖的動物，在溫暖的環境裡它很有活力，一遇到寒冷就凝結了。天氣炎熱，女性朋友的著裝也越來越清涼，吊帶、熱褲、超短裙都出來了，特別是一些穿著單薄的白領女性經常在冷氣充足的辦公室裡一待就是一天，回到家裡，常常也是整夜開著空調。有的女性朋友甚至在冬天的時候也穿著裙子、露臍裝。過一段時間後，女性朋友就會發現月經總是遲遲不來。這是因為經期受寒，身體受到寒邪侵襲，血液流動不暢，從而導致月經姍姍來遲。

　　寒凝還會造成月經過少。血液在溫暖的環境裡一路暢行，身體受寒，氣血流通緩慢，血液運行不暢。中醫認為「氣病則血不能獨行，血病則氣不能獨化」，二者是緊密相連的。血液運行不暢必會影響到其他器官所需要的血量。脾胃若缺少血液濡養，就會出現脾氣虛弱，致使脾功能減弱。而脾為後天之本，氣血生化之源。若脾虛，氣血生化無源，月經又從何而來呢？

　　美麗在先，痛經在後。我們往往都是事後諸葛亮。為了事後

免受苦痛，在此給女性朋友提供實用而有效的方法，幫助妳解決後顧之憂。那就是艾灸關元穴、命門穴、膈俞穴、血海穴及三陰交穴。

　　關元穴為小腸的募穴，男子藏精，女子蓄血之處，是補氣血要穴，命門穴乃元氣之根。兩穴相配，艾灸之，能溫陽。血會膈俞，所以刺激膈俞穴可以達到活血化瘀的功效。而血海穴是生血和活血化瘀的要穴，膈俞配血海可以調氣行血。三陰交能溫通脾腎之經氣，而調養經血。艾灸這些穴位，通過艾火溫熱散寒，行氣活血，有效解除月經煩惱。對關元、血海、三陰交施灸的時候仰臥，對命門、膈俞穴施灸的時候俯臥。施灸時，先將艾條點燃，將點燃的一端在離皮膚適度的地方進行前、後、左、右的移動，反覆旋轉。各穴分別灸 5 分鐘左右，以自身感覺溫熱內滲為度。

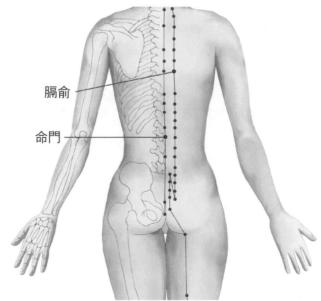

膈俞

命門

● 命門屬督脈穴，在腰部，當後正中在線，第 2 腰椎棘下凹陷中。膈俞穴位於身體背部，當第 7 胸椎棘突下，左右旁開二指寬處。

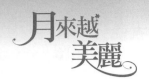

　　除了艾灸這種實用性強、見效快的方法之外，還可以搭配食療以獲取立竿見影的效果。這個食療方就是艾葉生薑雞蛋湯。艾葉雖然味道苦、辛，但是性質溫和。良藥苦口，艾葉溫和的脾性可以幫助我們驅除寒氣，消除疼痛，溫經止血。生薑長時間受著大地的保護，也養成了溫和的秉性，溫胃散寒的功能也是家喻戶曉。這從我們平常受寒後喝薑湯就可以看出。

　　好方法不如好習慣，天生體弱的女性，更應該給予身體精心的照顧，尤其是經期，這時候身體免疫力較低，各種小毛病會乘虛而入，我們要注意保暖，同時，不要忘記適度運動，促進體內血液循環。只要我們平時好好護理自己的身體，各種小病小痛就不會輕易上門造次。

越吃月健康

✿ 艾葉生薑雞蛋湯

艾葉 10 克，生薑 15 克，雞蛋 2 枚，將它們放入鍋中加水 500 毫升同煮，蛋熟後去殼放入再煮，煲好後飲汁吃蛋。於月經的第 1 天開始服，每晚 1 次，連服 5 天。

赤腳涉水，病從腳入

　　常常聽說「禍從口出，病從口入」，可是「病從腳入」還是第
一次聽說，而且還是月經疾病，挺新鮮的。俗話說，病從寒起，
寒從腳生。平時喜歡穿著人字拖、涼鞋的女性朋友心裡是不是也
開始忐忑了呢？「我的月經總是不守時，不僅如此，有時候月經
來了也是打個招呼就了事，有時候還令我痛不欲生，這些難道都
是因為我常穿涼鞋、拖鞋，腳經常受涼惹的禍？」為什麼會這
樣呢？

　　中醫認為，寒凝血滯阻礙血液流通，可引起月經不調。寒從
腳下生，腳是周身百脈所聚之處，喜歡赤腳穿時尚涼拖的女性極
易因此受寒著涼，導致下腹部血液循環不暢，造成經期提前或延
遲，甚至臟腑缺血而致痛經。

　　腳遠離心臟，又處於低垂部位，血流緩慢，循環不暢，血供
不足，且皮下脂肪薄，保溫性能差。而且腳為三陰經之始、三陽
經之終，許多重要穴位都在腳部交錯匯聚，被稱為人體的第二心
臟，人體最先感到冷的是腳。病從寒起，所以通常我們腳涼了就
會影響到身體內各臟腑器官的功能。因此足部的保暖很重要，女
性尤其需要特別注意。一些女性朋友除了愛穿涼鞋、拖鞋，有

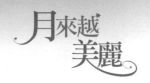

時赤腳涉水，腳部的寒涼也會在無形中直接造成脾、胃等功能減弱。就像一座大廈要想屹立不倒，就得要有強而有力的根基。腳就是人的根基，腳健康，人就站如松，走如風。根基如果不穩，大廈能安穩嗎？

腳部受涼，寒邪循經而上，脾胃最易受到攻擊。我的一個好朋友就有過這樣的經歷，早上出去玩的時候豔陽高照，到了下午就嘩啦啦地下起了大雨，幸運的是她隨身帶著傘，衣服倒沒怎麼淋濕。那天她穿的是涼鞋，就那樣深一腳淺一腳地踩著水回來了，當天晚上她就覺得肚子不舒服，第二天更嚴重，肚子痛還上吐下瀉，以為自己吃錯東西了。我瞭解情況後說這是足部受涼傷至脾胃。脾主運化，胃主受納，二者互為表裡，共同完成水穀的受納腐熟，化生精微氣血，所以說脾胃為氣血生化之源。脾胃功能減弱，化血無源，這時候如果月經來潮，很可能經期極短，經量很少。

此外，脾有統血、攝血之功。這是因為脾主中氣，氣能行血、攝血，月經正常來潮有賴脾氣健旺。脾健則血脈流暢且能保持血行常速而不外溢，脾虛則血行不暢或失於統攝，妄行脈外。

氣為血之帥，脾氣弱了，那它引領血行就沒有那麼大的勁，這麼一來，血行變緩，血液中的一些精微物質就會隨之漸漸沉積，從而造成月經遲遲不來。中醫說，「不通則痛，痛則不通」，痛經之痛也是因此而來。

腳受到的寒氣，影響如此深遠，我們還能置之不理嗎？

艾灸地機穴就是不二之選。地機穴，為足太陰脾經隙穴，隙穴是經脈之氣深聚部位的腧穴，有較強的行血活血、鎮痛之功。艾性溫，氣溫芳香，燃燒力溫和，可祛寒通經絡，腹痛即安。清代吳儀洛在《本草從新》中說艾葉「苦辛，生溫熟熱，純陽之

性，能回垂絕之元陽，通十二經，走三陰，理氣血，逐寒濕⋯⋯
以之灸火，能透諸經而除百病。」艾灸地機穴，治療痛經直達深
部，可助陽袪寒，溫通血脈，通過經絡傳導，發揮溫經逐冷通脾
陽的作用。對痛經尤為有效，操作起來亦是簡單。將艾條的一端
點燃後，在所選的穴位正上方距離皮膚 2 ～ 3 公分處進行熏烤，
熱度以自己耐受為宜。每次 15 ～ 20 分鐘，每天 1 次，連灸 5 次。

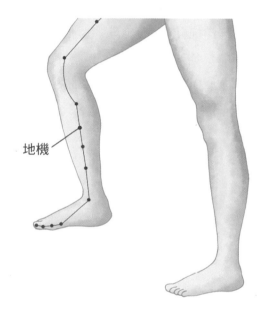

地機

● 地機穴位於小腿內側，當內踝尖與陰陵泉穴的聯機上，陰陵泉穴下 3 寸。

　　艾灸法療效可靠，閒來無事的時候按摩地機穴也可以收到很
好的效果。除了這個穴位能幫助我們解決月經不調的問題，熱水
泡腳後按揉腳心也是不錯的方法。在人體的經脈中，有一條叫足
少陰腎經的經脈，它直達腎臟。而足心的湧泉穴是足少陰腎經的
起始穴，因此洗腳後揉搓足心，可通過經絡對腎臟發揮良好的刺
激作用。激發其內在活力，加強其對身體各臟腑的作用，從而達

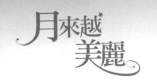

到調理氣血的效果。洗腳揉搓足心的方法很簡單,每晚臨睡前,坐在凳子上,排除雜念,將雙腳泡在溫水中,邊洗邊用手掌揉搓雙腳,15 分鐘後擦乾。然後,先將左腳抬在右腿的膝蓋部位,用左手握住足趾,並盡力往外扳,用右手揉搓左足心,直至有熱辣辣的感覺為止。再交換揉搓右足心,也揉搓至有熱辣辣的感覺為止。

春天不要急於換下厚重的棉靴,夏天再熱也不要赤腳,尤其是在回家後不要光腳穿拖鞋,或光腳踩在地板上。要保持鞋襪乾燥溫暖,並常換洗曬。冬天我們不妨在纖纖玉足上套雙厚毛襪。平時要少坐多走,促進血流通暢。晚上睡前熱水泡腳,溫度可循經絡而暖全身血脈,促使氣血流通。總之,「足」以暖全身,月經便可理順。

空調，調好了溫度，調亂了月經

　　空調真是個好東西，有了它我們可以生活在四季如春的環境裡，冬天不冷，夏天不熱。踏入六月，天氣變得炎熱，空調更是我們生活中少不了的消暑工具，很多女性成天都待在空調環境中，上班有空調，下班回家開空調，甚至在外面逛街、吃飯也都有空調，空調已經與我們的生活融合在一起。天氣炎熱，女性的著裝也越來越清涼，吊帶衫、露臍裝，拖鞋、涼鞋等，讓人看了就頓感清涼。

　　可是過一段時間後，不少女性會突然發現自己月經紊亂而且腹痛難耐，特別是經常在冷氣充足的辦公室裡一待就是一天的白領麗人。這是為什麼呢？

　　歷代養生家都提倡「春生、夏長、秋收、冬藏」，夏季人體陽氣向外升發，毛孔張開，人們的穿著也比較單薄，這時如果被冷氣侵襲，很容易受寒，損傷陽氣。很多人在寒冷的冬季很少感冒，到了夏季感冒反而頻頻發生；有些人還患上了關節疼痛；還有些人經常被腹瀉折騰得筋疲力盡……這些症狀往往都和人們長期處在涼爽的空調環境裡有很大的關係。所以夏季一定要注意保養好身體裡的陽氣，身體如果失去了陽氣的保護，就好像生長

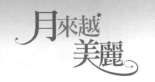

在溫室裡的花朵，一旦失去了溫室的庇護，嬌豔的花朵就會顯得無精打采，不久便會枯死枝頭。陽氣弱了，不能溫運氣血上榮，頭部便失去充足的氣血，令人感覺頭暈目眩；腹部失去了陽氣溫煦，胞宮血脈虛寒，就使得血行遲滯。血液喜歡溫暖，在失去溫暖的環境裡，就好像魚失去了水而沒有了活力，從而造成月經遲遲不來，或者是來了後經量少，這都是我們女性朋友經常遭遇到的月經不調煩惱。

此外，陽氣不足還會引起令人不堪忍受的痛經。這是因為陽氣虛弱，溫煦不夠，可致衝任虛寒胞宮虛冷，「冷則凝，寒則滯」。陽氣就如同體內的太陽，豔陽高照，全身都是暖融融的，若陰天、下雨，體內的太陽被陰雨所蔽，體內必定寒意頓生，身體內寒氣重，致使氣血凝滯，不通則痛。痛經就會不請自來。

假如不慎患了空調病，我們該怎麼樣來調順它呢？

首先推薦的就是艾灸法，選取中極穴、關元穴、歸來穴。中極穴在人體上下左右的中心，如果拿一幅人體解剖圖，從外形來看，人體從頭到腳的中點就在這個地方，這個地方才是真正的「人中」。顧名思義，任脈氣血在此達到了天部中的最高點，如同人體之氣的生發之源。這裡是人體元氣藏聚的地方，女子胞宮、男子精室都在這裡。所以，中極穴對於調理內在不通的疾病非常有效，女性如月經不暢、痛經等都可以找它。關元穴是小腸經的募穴，小腸之氣結聚此穴並經此穴輸轉至皮部。它為精血之室、元氣之所，是人生命的根本所在，老子稱之為「玄之又玄，眾妙之門」，具有培元固本、補益下焦之功。歸來穴位於下焦，有調理氣機、納氣歸原、行氣止痛、溫經散寒、升陽舉陷之功效。歸來以升清為主，關元以固攝為要，相互為用，升陽舉陷。艾灸刺激3個穴位，溫通經脈，祛寒除濕，溫補腎陽，行氣活血之功相得益

彰。艾灸時仰臥，將艾條一端點燃，懸於施灸穴位上固定不移，當病人感到皮膚灼痛時移去艾條，至皮膚出現紅暈為度。每次施灸約 15 ～ 20 分鐘，每天 1 次，灸 7 天后隔一天再灸。

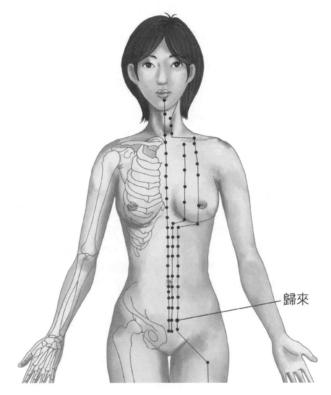

歸來

●歸來穴位於人體的下腹部，當臍中下 4 寸，距前正中線 2 寸。

　　艾灸法簡單有效，貴在堅持。在艾灸的同時，我們也可以配伍食療法以獲取更迅速的療效，在這裡給大家推薦一道黃耆牛肉粥。生長在溫帶的黃耆，性溫，歸肺、脾經，在健脾和胃這方面表現出明顯的功效。牛肉的營養價值極高，古有「牛肉補氣，功同黃耆」之說。《本草綱目》指出，牛肉具有「安中益氣，養脾胃，補虛壯健」的效用。

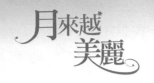

　　炎炎夏日，室外的溫度高漲，人熱得難受，待在空調房間裡工作、學習、聊天，的確是件愜意的事，但在冷氣的背後卻隱藏著「殺機」，稍不注意就會惹病上身。亡羊補牢永遠比不上未雨綢繆，與其等到各種麻煩找上門，再去接受長期煩瑣的治療，還不如主動出擊，讓身體受到「全天候」的精心照顧。即使在吹空調的時候也要穿著長衣長袖，避免腹背受寒，腳上要穿上襪子以免寒從腳起。平時多注意鍛鍊，促進氣血循環。

越吃月健康

✿ 黃耆牛肉粥

炙黃耆 30 克，牛肉 100 克，白米 100 克，紅棗 10 枚，食鹽適量。將牛肉切成小丁，同黃耆放入鍋中，煮半小時，去黃耆；加入白米，用文火煮成稀粥，調入食鹽即可。每天早、晚各喝 1 碗，補脾健胃、調和營衛，效果極佳。

電腦一族，調經先養肝

　　電腦已經成為我們生活、辦公、娛樂越來越不可少的東西，許多女性朋友一天就有 8 ～ 9 個小時是對著電腦，於是誕生了「電腦一族」。對女性朋友來說，電腦甚至影響了月經。

　　有句話叫「久視傷血、日久傷肝」，電腦一族長期坐在電腦前，眼睛盯著顯示屏，最容易傷到肝的健康。中醫學上認為「肝開竅於目」，人的視力有賴於肝血的濡養。「肝藏血」，肝就像個血庫，除了收藏血液之外，還肩負著調節血液到身體所需要的地方這一重大責任。當妳在看某樣東西的時候，肝臟就接收到腦部需要血的這一指令，於是血液就會源源不斷地供應上來。可是血庫裡的血液是有限的，長時間使用，不注意休息時，肝就會「勞累過度」，而木喜條達，如果肝受到了損傷，肝氣不舒，人周身氣血的運行便會發生紊亂，隨之而來的就是月經不調等症狀。所以說，女性電腦一族預防或調理月經，不妨從養「肝」開始。

　　養肝最簡單的方法莫過於睡覺。《素問‧五臟生成》說：「故人臥，血歸於肝。」每天凌晨 1 點到 3 點是肝臟造血的最佳時間。可有的女強人為了工作，盯著電腦工作到半夜，有的喜歡夜晚的生活，認為半夜才是一天豐富生活的開始，常常半夜還在外邊玩，並且樂此不疲，第二天還得正常工作、學習、生活，從而

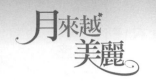

讓肝臟錯過了最佳的休養生息時間。長此以往，肝臟氣血的損耗會越來越嚴重。前面我們說過，肝像一個血庫，肝的功能活動失調，就容易引發各種血證。疏洩過度，月經就會在毫無準備的情況下提前到來。疏洩不及，月經就會遲到，還會引發痛經。肝是如此重要，那除了睡覺，還有沒有別的方法來養護我們的肝呢？

　　按摩大敦、三陰交、太衝，疏肝理氣，調經止痛見效快。大敦穴位於足趾，是一般所說的「肝經」起始點，肝經由此到生殖器、肝臟、腦、眼等處。所以，只要利用好大敦穴，就會使人頭腦清晰、眼睛明亮。除此之外，此穴還能緩解因為肝鬱所致的焦躁情緒，自古以來亦被視為鎮靜及恢復神智的要穴。三陰交穴為肝、脾、腎三者經脈交匯處，配合太衝穴可理氣疏肝，幫助解決婦科病。太衝穴是肝經的原穴，調控著該經的總體氣血。所以按摩這些穴位是保肝養肝的最佳選擇。按摩的時候取坐位，先用拇指揉按左右三陰交穴各 36 下，然後改用拇指端點按左右足背上太衝穴各 36 下，下肢和足部有放射性痠脹感時效果好。最後按壓大敦穴，盤腿端坐，用左手拇指按壓右腳大敦穴，左旋按壓 15 下，右旋按壓 15 下；然後用右手按壓左腳大敦穴，強壓 7 ～ 8 秒鐘，再慢慢吐氣，重複 10 次左右即可。

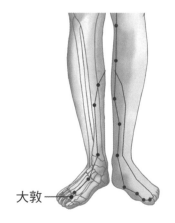

大敦—

● 大敦穴位於趾末節外側，距趾甲 0.1 寸。

　　按摩有方，貴在堅持。除此之外，我還可以給女性朋友推薦
一道茶飲——決明枸杞養肝茶。從名字我們就可以很明顯地看
出，這道茶的根本作用在於養肝。決明子味甘、苦、鹹，性微
寒，歸肝、大腸經，具有清洩肝火及益腎陰功效。素有「清肝明
目之寶」之稱的枸杞味甘、性平，歸肝、腎經，具有滋補肝腎、
益精明目的功效。菊花氣味芳香，聞起來沁人心脾，不僅有極高
的觀賞價值，也是具有散風清熱、平肝明目效果的藥材，與枸
杞、決明子一起泡茶，療效更加明顯。常常飲用可清肝明目，調
經止痛，是電腦一族的最好伴侶。

　　「上工治未病」，在調理的同時，平時的預防也不容小覷。比
如，一定要注意用眼習慣，大約 2 小時後要讓眼睛適當地休息一
下，放鬆放鬆。吃飯時多吃一些天然原味的青色蔬菜，如芹菜、
菠菜、竹筍、油麥菜等，一些穀類，如糯米、黑米、高粱、黍
米，以及紅棗、桂圓、核桃、栗子，肉魚類也都可以補肝血，補
肝調經，清肝明目。

越吃月健康　❋ 決明枸杞養肝茶

決明子 10 克，枸杞 10 克，菊花 5 克。將決明子洗
淨，加入 6 碗水；待煮沸時，放進菊花、枸杞煮茶，
煮約 15 分鐘即可，飲用原味或酌加冰糖調味皆宜。

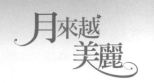

 # 蔬果酶飲幫妳調理經期

　　一個月經週期可以劃分為四個時期,即行經期、卵泡期、排卵期、黃體期。這四個時期,是一個陰陽不斷轉化、此消彼長的過程。行經期是陽消陰長的時期,經前期是陽長陰消的時期。兩個消長期,兩個轉化期。人一定要順應自然,順應身體變化的節律,掌握這些規律並依照這些規律來適時調養身心。

　　對女性而言,出於美麗和健康的追求,以及現在大量醫學、保健知識的普及,蔬果可說是構成她們飲食中,一個非常重要的部分。如果能在月經各個時期去適當食用相應的蔬果,那該是一件多麼美好的事情。可能有的女性會說,週末在家的時候這樣做還可以,但如果趕上上班或者出門,攜帶蔬果又不方便,這恐怕就不切實際了。沒有關係,妳可以將它們製成果汁或者簡單地發酵一下,製成酶飲,然後裝在一小瓶子裡,帶在隨身的包包裡,這樣也一樣可以發揮調養的作用。同時,由於它變成了飲品,還更利於人體的消化吸收。安然美好地度過經期,保持經期健康和美麗也就不會是多麼困難的事。

行經期（中一週）

這個時期也叫月經中，月經的來潮代表著一個月經週期的結束，也就意味著下一次月經週期的開始。所以這是一個新舊交替的時期，這個時候最主要的任務就是要順利地把經血排出，把身體裡一切陳舊的物質排出去，讓位於新生。古人提出「經期以調經為要」，就是這個意思，因為「留得一分瘀濁，影響一分新生」，一定要懂得這個道理。

有的女性在行經的時候，會覺得小腹脹得難受，覺得裡邊總有一團氣，月經也被堵得無法正常流通。這個時候，不妨用金桔或者蘿蔔調理一下。它們具有很好的理氣效果，可以幫助妳把堆積在腹內的氣疏通開來。還有一種情況，就是受寒引起的痛經，不少人會去喝薑糖水。其實，除了薑糖水，就像紅棗、櫻桃、荔枝和桃子，這些都具有溫經散寒、活血調經的作用，也可以把它們做成飲品，在經期飲用。既是可口的飲料，還可以緩減痛經，幫助子宮活躍，將那些堆積體內的瘀濁舊物排除出去。除舊迎新，陰陽交替，這雖然是人體一個自然的代謝過程，但由於氣血的消耗，也會使一些女性感覺精神不振，身體乏力。而這些蔬果在幫妳調經的同時，也可以及時有效地平衡體液代謝，補充水分和防止水腫，幫助體內蛋白質合成，補充因失血造成的維他命及礦物質的流失。

卵泡期（後一週）

這個時期又叫經後期，經後期是一個較長的時期，有些人會將其分為經後初期、經後中期、經後末期三個時期。經後初期，由於剛剛行完月經，血海一片空虛，陰水的滋長也很緩慢，這個

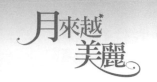

時候一定要注意滋養陰液，幫助其恢復。古人曾經把經後比作產後，就指出了恢復的重要性。進入中期以後，陰水開始滋長，最明顯的標誌就是帶下，出現了白帶，在初期是沒有白帶的。滋長的陰水可以滋養卵子，促進卵子發育，同時由於它溶入血分中，也可以涵養血海，促進血海充盈，這將有利於子宮內膜的增長。到了後期，陰水會更為豐盈，自己觀察，會發現白帶變得更多，更黏稠，而這些都在為排卵做著良好的準備。大家都知道，世間萬物都是陰陽平衡、此消彼長的，當陰極度興盛的時候，也就意味著陽會消減得很厲害。所以，在經後中期，尤其是經後末期的時候，在滋陰的同時也要注意適當的補陽，陽是動力，只有充足的陽才可以推動陰去達到更高的水平，也就是古人說的「陰中求陽」。

這個時期，枸杞、桑葚、山藥、木耳等是滋養陰液的絕佳選擇，可以有效地滋養卵巢，為卵泡提供一個良好的生存發育環境，促進其完美地發育和成熟。還有，在經後初期由於血海空虛，一些女性會發生貧血，這個時候一定不能忘記葡萄這種大眾水果，它能補氣血、強筋骨。同時，還可以使皮膚變得更光滑細膩，綻放出迷人的光彩。不少女性有著飲用葡萄酒的習慣，原因就在於葡萄經過發酵後具有更強的美容和抗衰老作用。

排卵期（後二週）

這個時期又叫經間期，因為這個時候會排卵，而這枚卵子意味著一個生命的開始，所以古人又有很多有趣的名字，如「氤氳期」、「真機期」、「開花期」等。此時人體最大的生理特點是通過氤氳狀活動排出卵子。氤氳，就是說在這個時候，人會有一定的反應。飼養過動物或寵物的朋友都知道，動物在這個時候，會躁

動不安，甚至會狂呼亂跳，人雖不如動物的表現明顯，但的確也有一些與平時不太一樣的反應。如帶下增多，性慾有所增強，腰部酸楚，小腹或有輕微脹痛，或煩躁難眠等等。王肯堂在《女科證治準繩》裡說：「天地生物，必有氤氳時……此天然之節候，生化之真機……凡婦人一月經行一度，必有一月氤氳之候……此的候也……順而施之則成胎矣。」所以這個時候，最主要的任務就是要促進排卵，幫助卵子順利排出。但並不是人人都會順利排卵，有的人由於陰陽不和也會出現排卵不暢的問題，這個時候就一定要注意疏通經絡，調和陰陽。

幫助排卵最好的夥伴莫過於桑葚、鳳梨、豇豆、栗子、白菜這些蔬果了，它們是這方面的「專業人士」，是強腎健腎的最好食物。腎強健了，不但能幫助卵子順利排出，還可以大大減少一些女性經間期出血的現象。同時，還會將子宮滋養好，幫助受精卵「安全著陸」，以及緩解精力過剩後帶來的疲勞。

黃體期（前一週）

這個時期又叫經前期，此時，人體處於一個陽盛陰消的狀態，體內會有較多的陽。一方面用來溫煦子宮，溶解子宮內膜；另一方面用來分利陰盛之時所帶來的水濕津液，清除生殖器官內的瘀濁水液。而此時，衝任氣血也較為旺盛，子宮內膜較厚，鬆軟易脫落，這一切都是為了排經或受孕做好充分的準備。當然，凡事都有一體兩面，有利的同時必然也有一定的弊端潛藏在裡面。由於這一時期陽氣偏甚，所以人的心肝氣火就比較旺盛，因此很多女性在這個時期，常常會出現一些胸悶煩躁、乳房乳頭或脹或痛、頭昏頭痛、睡眠較差等症狀，也就是我們經常說的「經前緊張症候群」。

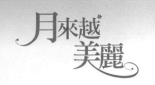

　　前人提出「經前以理氣為先」，這個時候，一定要把氣理順了，千萬不要動不動就生氣，或者時不時就抑鬱，一定要有意識地調適。然而，現代社會的快節奏加大壓力，使得很多女性在很多時候卻難以做到這一點，如果這樣，不妨常食絲瓜、佛手柑、葡萄柚等，它們能夠有效幫助我們疏肝理氣，緩減這些不良的症狀。同時還能減少功能性出血的情況，以及防止各種色斑的襲擊，讓妳在經前期也一樣優雅美麗。

四季皆養生，調經要順應天時

　　春夏秋冬，四時交替，暮去朝來，花開花謝，世界萬事萬物都在按照自身的規律不停地運動著。人與自然界是統一的整體，一年四季的變化隨時影響著人體，人的五臟六腑、四肢七竅等機能活動與季節變化也密切相關。按照一年四季氣候變化的規律來調節人體，防病健身，順應自然，攝生保健，更能事半功倍。作為女性，月經的來潮也跟大自然有著密切的關聯。

　　春天屬木，肝也屬木。肝臟與草木相似，春季萬物生發、草木繁榮，是肝氣最活躍的季節。細心的女性朋友可能會發現，自己春天更喜歡發脾氣，鬱悶也是家常便飯，常常因為雞毛蒜皮的小事與別人爭得面紅耳赤。月經也會時早時晚，讓人捉摸不透。殊不知，這其實都是肝火惹的禍。所以春天一定要疏理好肝氣，別讓肝氣鬱結，化為滿腔怒火。

　　疏肝的方法很多，不得不提的是按摩太衝穴。太衝是肝經上最重要的穴位，能夠平肝清熱、清利頭目，與菊花的功效很像，對治療女性的月經不調很有效。平時脾氣暴躁的女性朋友一定要重視此穴，點按太衝穴，不要在經期點按，要在月經來臨之前 5天就開始，每天點揉 3 ～ 5 分鐘，要有明顯的痠脹感，每個月經

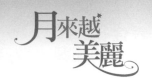

週期都持續做，就會有明顯效果，不僅經期開始恢復正常，經前的緊張煩躁也沒有了，連痛經也不痛了。

　　炎熱的夏天不僅讓人心煩氣躁，而且食慾也大大減退，吃不下又睡不好。很多朋友會因脾氣不足而日漸消瘦，豔陽下沒走幾步路就開始揮汗如雨，出現煩躁、疲乏無力，甚至頭暈、胸悶等一系列的不適。每當看到冰涼的冰棒、雪糕，或冰涼的啤酒、礦泉水就好像突然看到了救星，馬上拿來冰爽一番。夏季陽氣浮於表面，吃那些冰冷的東西就好像在火力不足的爐子上澆一盆涼水似的，有時甚至會帶來致命的傷害。夏季裡脾胃顯得尤為脆弱，而中醫認為，脾具有統血的功能，一旦脾功能減弱，經血則不受控制，四處亂竄，勢必給我們帶來經量過多、崩漏等諸多麻煩。所以夏季的時候，女性朋友一定要少食生冷，少喝冷飲，並且要多多地健脾補氣。

　　要說健脾，不妨找蓮肉糕來幫忙。生長在池塘裡的蓮本來就讓人心曠神怡，它性甘、澀，味平，入脾、腎、心經，清心醒神的功效更是不言而喻。糯米也是我們俗話所說的江米，性溫、味甘，入脾、胃經。食用它可以補中益氣，健脾暖胃。

　　秋天天氣乾燥，氣候逐漸轉涼。此時人體肺部極易遭受燥邪侵害，因肺為嬌臟，性喜潤，而惡燥。若陰津不足，肺氣不得斂，常出現口鼻咽喉乾燥、乾咳少痰、大便乾硬等症狀。肺主一身之氣，肺氣宣發，才能輸送氣血津液於全身，以營養各個臟器，氣為血之帥，氣行則血行，周流全身，循環不息，若肺之宣發肅降功能失常，那麼血行不暢，就會為月經疾病肇端。曾經有一個女性朋友，患有肺結核，患病期間，月經要麼延遲，要麼來得很少，但當結核治癒之後，月經也就正常了。所以秋季要預防月經疾病，就一定要保養好肺。

　　秋季天氣漸涼，此時養肺的同時也要保護好妳的腸胃，千萬不要趁涼貪食各種油膩、辛辣食品，因為腸胃一下子還無法從夏日清淡中適應過來，不如尋找適合自己的粥品，以溫養溫。粥是人間第一補品，可以一舉兩得。百合甘涼清潤，主入肺心，擅長清肺潤燥。在平時的飲食中可以適當多吃一些，試著煮點兒百合粥吃吧。

　　嚴寒的冬季，朔風凜冽，草木凋零，冰凍蟲伏，萬物生機隱伏，自然界萬物閉藏。冬季在人體內應於腎臟，正如朱震亨於《格致余論》中說：「十月屬亥，十一月屬子，正火氣潛伏閉藏，以養其本然之真，而為來春發生升動之本。」所以冬季是人身陽精陽氣「養精蓄銳」的大好時機，為來年的生機蘊育精力。而「經水出諸腎」，可見腎在月經中發揮主導作用，是產生月經的淵源，腎精充盛，血海滿盈，月水就會如期而來。若出現腎虛，那麼月經不調的問題必然會產生。

　　按摩湧泉穴是個好方法，湧泉為腎經經脈的第一穴，它聯通腎經的體內體表經脈，腎經體內經脈中的高溫高壓水液由此外湧而出體表。經常按摩此穴能使腎精充盛、腎氣健旺。按摩時用右手中間三指按摩左足心，左手三指按摩右足心，兩側交替進行，各按摩 80 次，按摩到足心發熱為止，早晚各 1 次。

　　此外，銀耳鴿蛋湯為滋陰補腎、養血益氣的湯食。銀耳味甘、性平，歸腎經，有強精、補腎的功效。鴿蛋味甘、鹹，性平，入心、腎經，具有補肝腎、益精氣的作用。

　　春生夏長秋收冬藏，人類的生產活動遵循自然規律，身體跟大自然也密切相關。調養身體，順應天時，省時省力。各臟腑運行自如，月經就會規律。

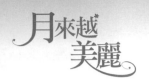

越吃月健康

✿ 蓮肉糕

蓮子 100 克，糯米 500 克。將蓮子去芯，加水適量煮至熟爛，起鍋，揉成泥。糯米、蓮子泥加水適量拌勻，上籠用武火蒸 20 分鐘，取出、壓平，切成塊。每天當早餐食用。常常食用，效果甚佳。

✿ 百合粥

百合 60 克、粳米 250 克，淘洗乾淨，同放入鍋內煮，待百合與粳米熟爛時，加入適量冰糖。每日 3～5 次，每次適量。

✿ 銀耳鴿蛋湯

銀耳 15 克，鴿子蛋 2 顆，冰糖適量。將銀耳發好後入鍋加適量清水熬至黏稠狀，再向鍋內打入鴿子蛋，用文火燉 10 分鐘後加入冰糖即成。每天晚飯時食用，3 天吃 1 次。

第 五 章
體質不同，
調理月經，因人而異

一到經期，腹部就有受寒的感覺，痛經嚴重，一旦受寒會更嚴重，經期通常都會遲來，持續7天以上，經血呈暗紅色，夾雜像豬肝色般的血塊流出，特別怕冷，這是典型的陽虛體質。一到經期前，小腿浮腫，容易疲勞，且腰酸背痛，不太有食慾，容易感冒或拉肚子，幾乎不會有經痛現象，經血呈淺紅色，有時量多，有時量少，呈兩極化，這是典型的氣虛體質。除此以外，其他體質的女性在月經期間又有什麼表現呢？

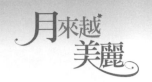

 # 陽虛體質，適時溫補，告別痛經

經期如果總是出現這樣那樣的疼痛，首先應該考慮自己是什麼體質。

如果是陽虛體質的人，會有怎樣的發病傾向呢？中醫認為陽虛體質的女性容易痛經。

我們的身體其實就像一個小宇宙，體內有自己的小太陽，它就是為青春、健康散發著光熱的活力之源——陽。當妳看到夏天有的女性朋友不敢出房間，不敢喝冷水、吃西瓜，就是怕冷。平常總是精神不振，沒有活力，看舌頭，還白潤潤、水汪汪的，臉色也柔白，性格內向，不喜歡動，喜歡安靜。這就表明，她們體內的「太陽」被陰霾遮住了，她們生活在冰涼的世界裡。

陽虛體質的人由於素稟陽氣不足，虛寒內生，胞宮失於溫煦，血失溫運，以致血行不暢，引發痛經。這就好比農民種莊稼一樣，只有在農田土壤肥沃、陽光充足的條件下，農作物才能健康成長；倘若暴雨引發的洪水將農田的土壤沖走，那麼養分缺失的農作物便無法健康成長，此時農民就要填土施肥，為農作物補充養分。而我們的身體也一樣，腎陽是維持生命活動的必要條件，腎陽虛衰，臟腑失於溫養，氣血生化乏源，衝任不足，血海

空虛，無法濡養衝任胞宮，經血更無法流通，這時候便會引發痛經。

此時我們要做的便是溫經散寒，補充陽氣。透過艾灸關元穴、氣海穴及腎俞穴為我們排除憂愁！

關元穴經屬任脈，會合足部三陰經，是「男子藏精，女子藏血」之處，元陰元陽在這裡會合，主治痛經、閉經等生殖系統疾病。灸關元穴能培元固本、溫煦氣血，讓月經順暢起來。

說到氣海穴，就不能不提「氣沉丹田」，這裡所「沉」的「丹田」就是氣海穴。按照古書的說法，這個地方是人體的元陽之本，經常灸氣海穴，能夠促使氣血運行，增強人體新陳代謝。不管是體質先天不足，還是後天脾胃失調，都可以通過氣海穴來調養，因此可以說氣海穴是溫補元陽的「聖穴」。

腎俞是腎的背俞穴，直接和腎氣相關，不管是腎陽虛還是腎陰虛，只要是腎臟的問題，都離不開它。它是一個陰陽同補的穴位，艾灸腎俞穴，能夠振奮腎臟的元氣，發揮培元固本、益腎助陽的功效。灸關元穴、氣海穴、腎俞穴，可溫補陽虛，疏通氣血，疏導經絡，調整人體的陰陽平衡，增強身體的抗病能力，最後達到扶正祛邪、告別疼痛的目的。

艾灸這些穴位可以採用隔薑灸，生薑性溫熱，具有溫經散寒的作用。具體操作可切取厚約 2 公分的生薑 1 片，用針穿刺 3 ～ 8 個小孔，將薑片放在穴位上，再將艾條點燃，隔著薑片施灸，每次 15 ～ 30 分鐘，直至皮膚潮紅為度。每天灸 1 次。

腎陽得到了溫補，經血也就流暢了，體質自然而然就會有所改觀了，痛經也會隨著體質的改變而減輕。

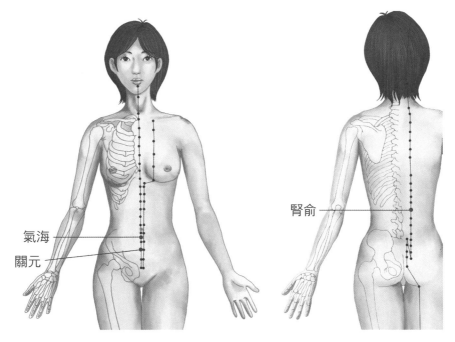

氣海

關元

腎俞

●氣海穴位於前正中在線，當臍中下 1.5 寸。關元穴在臍下 3 寸，前中在
線。腎俞穴在第二腰椎棘突下旁開 1.5 寸處。

　　穴位艾灸雖好，但平時也要保持良好的生活習慣，所以女性
朋友一定要避免小肚子著涼，也不要洗冷水澡，還要適度運動，
散散步，做做瑜伽，讓血液動起來。好好調養自己的體質。

　　這裡再給大家介紹一款當歸生薑羊肉湯，對於陽虛體質的女
性朋友也有很大的幫助！

　　當歸生薑羊肉湯能夠很好地補血活血，益氣補虛，調經止
痛。而且它還是沿用了二千多年的中醫名方，由漢代醫聖張仲景
所創製，記載於醫學經典《金匱要略》之中。當歸補血調經，養
血活血，行血中之滯，為主藥，以增強羊肉補虛溫腎之力；羊肉
溫補，肉嫩味羹，為血肉有情之品，補虛益血，合主藥而大補氣
血，並能溫經散寒而止痛。《本草綱目》中也稱羊肉為補元陽益

血氣的溫熱補品。生薑辛溫，既可以佐當歸入厥陰而散血中之滯寒，又能助羊肉散寒暖胃，可去除羊肉之羶味。合而為湯，能夠補血活血，益氣補虛、散寒調經止痛。同時，此湯還可以緩減和治療婦女產後氣血虛弱、陽虛失溫所致的腹痛等病症。

越吃月健康 ✿ 當歸生薑羊肉湯

當歸 30 克，羊肉 125 克，生薑 30 克。先將當歸、生薑用清水洗淨後順切大片，羊肉（去骨）剔去筋膜，在入鍋大火燒開後，立即撈出，洗清血沫，等晾涼後，切成約 5 公分長、2 公分寬、1 公分厚的條備用。取淨鍋（最好是砂鍋）倒入清水適量，然後將切成條的羊肉下入鍋內，再下當歸和生薑、料酒，在大火上燒沸後，撇去浮沫，改用小火燉約 1.5 小時，直至羊肉熟爛，加入味精，撒上蔥花和薑絲即可。每天可以早晚吃一碗，也可以當輔餐，對於陽虛引起的痛經有很好的調理作用。

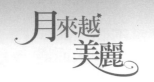

 陰虛體質，滋陰養血月經來

有些女性朋友月經時常推遲，來了之後量也不多，終於有一天，月經壓根兒不再光臨了，朋友都開玩笑「有喜」了，只有自己知道是身體的健康狀況出了問題，但又不知道究竟是哪裡出了問題，忐忑地去了醫院，醫生卻拋出了這樣一句話：妳陰虛了。

陰虛體質的人常常表現為形體消瘦，兩顴發紅，無論喝多少水，也總覺得口乾咽燥，便秘難解，尤其晚上睡覺時，經常會覺得手腳心發燙，煩熱難眠，更有甚者會出現潮熱盜汗。如果是陰虛體質，往往還會有陰血不足、血海空虛的現象，也就是有些醫生常會提到的「血枯」。血枯就是說人體的血衰少，或瘀滯不暢，主要表現在女性月經方面，要麼是血少閉經，要麼是月經延遲，且量特別少。

此時我們要做的就是滋陰、補益氣血，改善陰虛體質。在我們的身體裡，三陰交穴是補益氣血的一味「大藥」，更是女性的一個大穴，它還有一個別名叫「女三里」，因為它是足太陽脾經、足厥陰肝經及足少陰腎經三條陰經的交匯處。肝主藏血，脾主統血，脾又是氣血生化的源頭，腎主藏精，點按三陰交穴，對三條經絡都有調節作用，使三經氣血調和，先天之精旺盛，後天氣血

充足。

點按三陰交時，先找準穴位，用拇指按住用力向下按壓，每側按壓 3 ～ 5 分鐘。此外，按壓這個穴位對於去斑、去皺及緊緻臉部肌膚也很有效，用來美容相當不錯。

合谷穴是手陽明大腸經的原穴，主要作用是疏通經絡、舒暢氣血。「合谷穴」這個得名也很有意思，是因為它的位置在拇指和食指的虎口間，拇指和食指像兩座山，虎口神似一山谷，所以就叫合谷穴。此外合谷穴是大腸經氣聚集的處所。持續按揉刺激合谷穴，可以調節人體生命活動的原動力，使得氣能升降，血能宣通。

由於合谷穴位於虎口處，拇指與食指「Ｖ」字形的底部，位置比較深，可以把指甲剪平之後，用食指或中指去點按。當然還有一個更好的方法，就是左手虎口張開，用右手的拇指和食指像鉗子一樣去「夾住」左手的虎口部（兩手虎口對虎口）掐揉，3 ～ 5 分鐘之後兩手互換，再用左手的拇指和食指去掐揉右手的虎口，每天 1 次即可。

中極穴隸屬任脈，任脈氣血上升到中極穴時已經達到了極限，不能再往上升高。中極穴還有一個別名「氣原穴」，氣，氣態也；原，源也。氣原是說此穴的水濕之氣為任脈氣血的生發之源。點按刺激中極穴，能有效補益氣血。中極穴在腹部，由於穴位比較深，可以用食指點按 5 分鐘，以有痠脹感為度。

但是，「紙上得來終覺淺，絕知此事要躬行」。不管這些穴位對我們的身體有多好，最基本的還是妳要時時關照它，把它「伺候」好，不管是點揉、按揉還是艾灸，希望朋友們動起來，特別是陰虛體質的女性朋友，只有將這些大補穴的效果發揮到最大，體內的氣血得到溫補，體質得到調養，月經才會趨於正常。

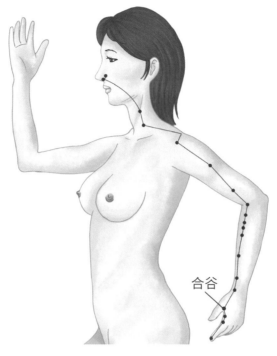

合谷

●合谷穴在手背第一、第二掌骨間，當第二掌骨橈側中點處。

　　除了穴位，平時再輔以食療，效果會更好。烏骨雞絲瓜湯就
是一款滋陰補血的美味湯，它不僅能滋補我們的身體，改善我們
的體質，對於閉經及月經延遲也有很好的調理作用。

　　烏骨雞肉性平、味甘，具有滋補肝腎、益氣補血、滋陰清
熱、調經活血等功效。繆希雍的《本草經疏》記載，烏骨雞「補
血益陰」，可見它對陰虛體質的人具有很大的滋補作用。絲瓜性
涼、味甘，有清熱利腸，涼血解毒、活血、通經等功效。雞內
金性平、味甘，歸脾、胃、小腸、膀胱經，有健脾和胃、消食化
滯等功效。以烏骨雞肉、絲瓜再配以消食通經的雞內金，共燉為
湯，具有暢通閉經之功效。

　　其實除了點按穴位和食用烏骨雞絲瓜湯外，在日常生活中，
滋陰養血就是一個不過度損耗，並獲取身體所需的過程。對於陰
虛體質的人，什麼樣的生活方式和習慣會導致陰虛損耗，我們就
將它改掉；哪一類的食物有益於陰血的補益，我們平時就多吃，
注意汲取。只要細節做好了，體質就會得到調養，月經也就如期
而至。

越吃月健康

✽ 烏骨雞絲瓜湯

烏骨雞肉 150 克，絲瓜 100 克，雞內金 15 克，以及
料酒、精鹽、味精、薑絲、蔥末、香油等調料。將烏
骨雞洗淨，切塊；絲瓜洗淨，切塊；雞內金洗淨，切
成絲以備用。然後在洗乾淨的砂鍋內加入適量的水，
再放入雞肉、雞內金，並倒入適量的料酒，放入薑
絲、蔥末，用大火燒沸，改用小火熬 30 分鐘，加入絲
瓜，再煮 3～5 分鐘，調入精鹽、味精、香油即可。

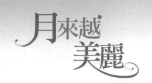

 # 氣虛補氣攝血，月經不再提前

俗話說得好，「人活一口氣，佛爭一炷香」，「氣」令我們提勁，讓我們生機勃勃。但是假如有一天有人告訴妳，妳是氣虛了，那又會是怎樣呢？

中醫認為氣虛體質的女性很容易造成月經提前。在生活中有些女性朋友為了擁有苗條的身材，而過度節食，或者整日加班，整天熬夜，老是處於疲勞過度的狀態，再者由於思慮過極，這時氣就會過度消耗，損傷了脾氣，造成中氣虛弱，久而久之就成了氣虛體質。氣虛體質的人有一個明顯的特徵，就是性格比較內向，不善言辭，因為說話也是耗氣的，所以這樣的人一般懶言少語，也不喜歡運動。另外，氣虛體質的人舌虛胖，而且邊緣有齒痕。

「脾統血」，脾是血的將領，如果脾氣夠強，血這些士兵是不敢任性妄為、破壞紀律。相反地，如果脾氣虛弱，指揮無方，手下的士兵勢必成為一支亂軍。氣虛體質的人，中氣不足，統攝無權，衝任二脈失去調節和固攝的功能，經血運行紊亂而妄行，就容易導致月經提前。

氣虛則補之，脾胃為「氣血生化之源」，因此脾、胃皆當溫

補。此時艾灸足三里、脾俞可為我們解決問題。

　　足三里穴屬於足陽明胃經，距離膝蓋大約 3 寸，所以被稱為足三里。雖然名字起得隨意，但它可是最具養生保健價值的穴位之一！足三里作為足陽明胃經之合穴，能調和氣血，具有補虛強壯的特殊功能。氣血是人體生命之本，體虛是人體致病的根本因素。灸這個穴位具有補氣益血的功效。

　　脾俞穴屬足太陽膀胱經，是將脾氣輸送至後背的穴位。脾是「後天之本」，它掌管著食物的運輸、吸收和代謝。也就是說，它掌握著能源！脾俞是健脾的首選穴位，灸脾俞穴可以增加脾臟的功能，幫助消化吸收，補中益氣。

　　足三里和脾俞能夠調節脾胃氣血，激發脾胃功能。如果妳平日總是無精打采，說話也有氣無力，那妳就要多灸灸這兩個穴位了。

　　在艾灸足三里的時候採用仰臥位，灸脾俞時可以採用俯臥位，也可以採用坐位。艾灸時要充分暴露這些穴位，再點燃艾條一端，距離穴位 2 ～ 3 公分施灸。每穴可灸 15 ～ 30 分鐘，以穴位局部皮膚潮紅為度。

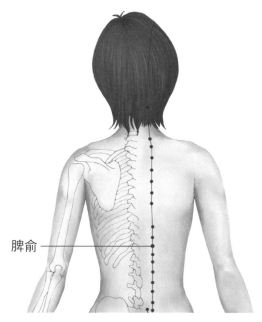

脾俞

●脾俞穴位於第 11 胸椎棘突下，旁開 1.5 寸。

　　體質調理好，血液就不再紊亂妄行，月經也會因體質的變化
而不再提前來拜訪。不過，除了穴位艾灸，參耆紅棗湯也是氣虛
體質女性朋友的良好伴侶。

　　黨參性平、味甘，有補脾胃、益氣的作用。張德裕在《本草
正義》中指出，黨參力能補脾養胃，潤肺生津，本與人參不甚相
遠。但最為可貴的是黨參健脾而不燥，滋胃陰而不膩。但是正常
人服用黨參，常會產生副作用。如暈眩、胸口不舒服、煩躁、口
乾等。所以，黨參最宜用於平日裡倦怠乏力、精神不振、自覺氣
短，稍一活動就喘促的氣虛者。由於補氣也有助於生血，黨參也
適用於氣血兩虛、面色蒼白、頭昏眼花、胃口不好、大便稀軟、
容易感冒的患者。

　　黃耆有益氣固表之功效，用於治療氣虛乏力、中氣下陷。《本

草正義》記載：「補益中土，溫養脾胃，凡中氣不振、脾土虛弱、清氣下陷者最宜。」

　　紅棗性溫、味甘，有補脾胃、益氣血的作用。早在二千多年前的《神農本草經》中就有「紅棗安中養脾」的記載。明代李時珍稱「棗為脾之果，脾病宜食之」。對脾虛、胃弱食少、氣血不足之人，最宜經常服用紅棗。

　　因此，黨參、黃耆、紅棗熬製的甜湯具有很好的補氣作用。

　　日常生活中很多女性朋友都在為月經日期提前而煩惱，殊不知只要調養好自己的體質，氣血充盈了，經期就會正常。

越吃越健康

❋ 參耆紅棗湯

黨參 30 克，黃耆 30 克，紅棗 10 枚。將黨參、黃耆、紅棗用清水洗乾淨，放入乾淨的砂鍋內，用大火熬開，再改用小火熬至湯甜為度。再撈出黃耆，吃黨參、紅棗並且喝湯。

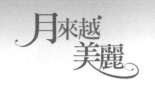

 # 血瘀一族要活血

　　如果有人問：「妳一生追求的是什麼？」相信妳的第一回答會是「幸福」。美國作家柯蒂斯說：「幸福的首要條件在於健康。」是啊，只有當我們身體無病無災時才能談幸福。然而生活中很多女性朋友總是在為自己的月經不正常而煩心，不是擔心「她」提前到了，就是擔心「她」錯後了……，當然還有一些女性朋友對自己的「經期血塊」化解無力，一籌莫展。

　　有時我們會發現這樣一些女性朋友，每一次月經來的時候，都被痛經折磨得筋疲力盡，大塊的血塊讓人看著都揪心。如果妳細心觀察，會發現這些女性朋友常常是面色晦暗、口唇暗紅、眼眶黯黑，經常是維他命膠囊、美白面膜擺滿一桌子，天天吃，夜夜抹，收效依然甚微。這樣的女性朋友，要小心了，可能妳已是血瘀體質了。

　　很多女性朋友一定很疑惑，我怎麼就成血瘀體質了呢？除了先天的稟賦以外，與我們平時的生活也息息相關。如果妳情緒抑鬱、緊張、性格內向、不順心的事長期埋在心裡，鬱結日久，影響氣血運行；平時總是對冷飲愛不釋手，總有「要風度不要溫度」的想法，生活環境寒冷，就會導致氣血運行不暢，淤積在體內。

《黃帝內經‧素問‧調經論》曰：「血氣者，喜溫而惡寒，寒則泣不能流，溫則消而去之。」氣血就像是熱帶雨，在溫暖的環境裡才有活力；如果冷了，血液就會凝固成「冰血」。所以那些穿露臍裝、「凍死不穿棉襖」的女性朋友，千萬別把自己的身體「打入冷宮」，要美麗還是要健康，孰重孰輕，我想只有自己最明白！另外還有一些女性朋友，即便在經期也對冷飲不離不棄，胃成了自己的「冰箱」，中醫把脾胃叫作「氣血生化之源」，是造血的源頭，吃什麼都是冰的，血液中能沒有寒氣嗎？久而久之妳能不成血瘀體質嗎？

所以血瘀的女性朋友，要注意驅寒和理氣才行。此時艾灸穴位是很好的選擇！

首先我們灸氣海穴，氣海穴屬任脈。氣，氣態物也；海，大也。「氣海」顧名思義就是指任脈水氣在此吸熱後氣化脹散，此穴如同氣之海洋，灸此穴便可補足妳一身的陽氣。

接著灸中極穴，中極穴屬任脈，系足三陰、任脈之會，膀胱之募穴。艾灸此穴能補氣，驅寒。血瘀的女性朋友往往也伴隨著痛經，平時在月經來潮之前用熱水袋對中極穴進行熱敷，可以緩減痛經。

上面這兩個穴位主要是針對因受寒而血瘀的女性朋友而言的，如果妳是一個脾氣不好、愛生氣，有時候又不得不忍著，結果天長日久因氣滯而血瘀的女性朋友，那妳就應該多灸灸足上的行間穴了。行間穴為足厥陰肝經之滎穴，在五行中屬火，具有洩肝火、疏氣滯的作用。經常艾灸這個穴位，可以將妳鬱積在體內的不痛快通通釋放出去。當然了，平時也要注意調節自己的情緒，別動不動就生氣，別總為雞毛蒜皮的小事斤斤計較，讓胸懷豁達點兒。

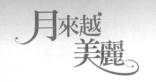

　　當然，經期血塊屬於月經疾病，在我們身體內有一個萬能的婦科穴——三陰交穴，經常恩澤一下這個「女人穴」，也可以讓我們避免很多婦科疾病。艾灸時，一般採用仰臥體位，將艾條點燃後，在距穴位約 2 ～ 3 公分處施灸，如局部有溫熱舒適的感覺，即固定不動，可隨熱感而隨時調整距離。每個穴位灸 10 ～ 15 分鐘，以灸至局部稍有紅暈為度，隔日或 3 日 1 次。

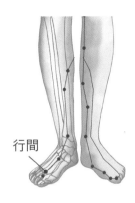

行間

●行間穴位於第 1、第 2 趾間，趾蹼緣的後方赤白肉際處。

　　俗話說得好，「晴帶雨傘，飽帶乾糧」。凡事重在一個預防，對付血瘀體質造成的經行血塊也是一樣的道理。平日裡在飲食上也應該多下點功夫，紅花甜菊茶就是不錯的選擇。

　　紅花味辛、性溫，歸心、肝經，具有活血通經、散瘀止痛的功用，是常用的傳統婦科良藥。我國古代就有關於紅花的很多記載，尤其盛傳它是宮廷的避孕秘方，這都是依賴它的活血效力。

　　因此女性朋友在喝這個茶的時候，一定要結合自身情況，如果是懷孕期間，千萬不要盲目地去喝。

　　將紅花用酒精浸泡或用米酒蒸煮後，外搽患部，對瘀青腫痛還有消腫的效果。

　　另外在選購紅花時，要以色鮮紅、油重、有光澤、有特殊香味者為佳。要放在通風乾燥處保存，預防發霉、蟲蛀。

　　甜菊葉味甘、性平，能養陰生津，可以調節情緒，緩解疲勞。故飲紅花甜菊茶能夠活血化瘀、通經止痛。

　　除了艾灸穴位和紅花甜菊茶，平時著裝也要注意。尤其在天冷的時候，愛漂亮的同時還要注意保暖。情緒上也要學會調節，遇到問題時試著換個角度來看待。慢慢地，血瘀的體質就會得到改善，經期的血塊也會逐漸消失。

越吃月健康

✽ 紅花甜菊茶

紅花 1/2 小勺，甜菊葉 3 片。將紅花、甜菊葉放入飲水杯內，再沖入 300 毫升的沸水，泡 5 ～ 10 分鐘，當茶飲用。

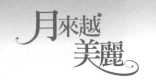

 # 氣鬱人群，容易出現閉經

在快節奏的生活中，越來越多人開始失眠、焦躁、易怒。如果妳長時間都處於這種狀態，那就要小心自己是不是已經成氣鬱體質了。這種體質的人常感到悶悶不樂、情緒低沉，容易緊張、焦慮不安、多愁善感，經常無緣無故地嘆氣，容易失眠。長此以往，對於女性朋友而言，月經就會對妳退避三舍。

生活中很多白領、行政工作人員、管理人員，平時工作壓力比較大，心情總是不舒暢；或者是幼年的生活經歷坎坷，從小父母離異、寄人籬下等，長期生活在這種環境下，很有可能成為氣鬱體質。

在我們的身體裡，氣又為血之帥，氣對血有推動作用，如氣鬱不舒、氣滯血瘀、血為氣滯、運行不暢、阻滯衝任，血海不能如期滿溢，就會發生閉經。這就好比水道被東西堵塞了一樣，如果不疏通，水就難以到達目的地。此時我們就應該疏通水道，給水流一條通路，我們的身體也一樣，既然是氣鬱導致血瘀，那麼就應該理氣，把氣道打通，這樣血液才會正常流動。

那麼怎麼理氣呢？

找幾個穴位——膻中、期門、章門，平時對它們刮刮痧，經

常有意識地做做養心安神的個人保健，心神舒暢了，氣血流通了，月經自然而然便如期而至了。

膻中是任脈上的重要穴位，《黃帝內經》說「膻中者，為氣之海」、「臣使之官，喜樂出焉」，即膻中穴為容納一身之氣的大海。所以，刮此穴，可以打開「氣閘」，讓全身之氣通行無阻。如果妳情緒不好，氣下不能達於足，上不能傳於頭，全身上下氣機不暢，當然會覺得心煩意亂、胸悶不堪，此時，只要多刮刮膻中穴，自然能寬胸順氣，情緒也就變好了。

期門穴屬足厥陰肝經，是肝經最上方的穴位。由於在它下面的章門穴沒有氣血可傳，導致它一直處於期待氣血的空虛狀態，因而得名期門穴。刮期門穴具有疏肝理氣的功效。

章門穴，「章」同「障」。章門深處有肝、脾這些重要臟器，它就像是保護在它們外面的一道屏障，因此得名「章門」。章門穴屬足厥陰肝經，同時又是足厥陰肝經和足少陽膽經的交會穴。人們常說「肝膽相照」，章門正是一個肝和膽都能照顧到的穴位。刮章門穴是一種良好的自我保健方法，但同時也要注意，因為章門穴和諸多臟器都貼得很近，刮痧時手法一定要輕柔，否則傷到了五臟六腑就得不償失了。

刮痧的時候一般採用仰臥位，先在要刮的穴位上塗上刮痧油（可以是藥店專賣的刮痧油，也可以是紅花油、菜籽油，或者是其他植物精油），手握刮痧板，使刮痧板與皮膚充分接觸，輕輕刮拭。當然在刮膻中穴時，只用刮痧板的一角點揉即可。每個穴位刮拭 3 ～ 5 分鐘，以局部感覺發熱，刮痧部位出現痧疹和痧斑為度。

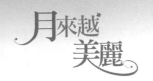

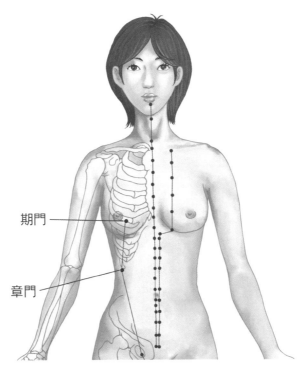

期門

章門

●期門穴位於胸部，當乳頭直下，第 6 肋間隙，前正中線旁開 4 寸。章
　門穴位於側腹部，當第 11 肋游離端的下方。

　　刮這幾個穴位來疏肝理氣，效果很不錯，女性朋友如果妳的
月經是因為氣鬱而很久沒來，不妨持續刮刮這幾個穴位，也許會
有意想不到的驚喜！

　　刮治部位有皮膚病的不可採用刮痧療法。

　　除了刮痧，還可以試用食療方——益母草陳皮煮雞蛋。

　　益母草味辛、苦，性微寒，歸心包、肝、膀胱經，具有活血
調經、利尿消腫、清熱解毒的功效，主治月經不調。自古以來，
醫學家就把它作為治療婦科疾病的專用良藥。另外，益母草還
有美容的功效，據載，武則天儘管年事已高但容顏不衰，就是

因為經常使用益母草的緣故。陳皮又名橘皮，性溫，味苦、辛，
入脾、肺經，具有理氣健脾的功效。雞蛋味甘、性平，歸脾、胃
經，可補肺養血、滋陰潤燥，具有鎮靜、益氣等功效，是扶助正
氣的常用食物，能夠補陰益氣血，除煩安神，補脾和胃。

　　故益母草陳皮煮雞蛋能夠使氣鬱體質得到調養。月經前每天
吃 1 次，連吃 4 ～ 5 次，對閉經有一定療效。

越吃月健康

✽ 益母草陳皮煮雞蛋

益母草 50 克，雞蛋 2 個，陳皮 10 克。將益母草和
陳皮用清水洗乾淨，並將雞蛋的外殼也清洗乾淨；再
取一個乾淨的砂鍋，將益母草、陳皮、雞蛋放入砂鍋
內，並加入適量清水共煮，等到雞蛋煮熟後剝去外
殼，再煮片刻，即可吃蛋喝湯。

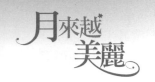

 # 濕熱人群，經血暗黑

　　我們都知道平和體質是所有體質類型中最理想的，但並不是所有人都能幸運地擁有令人羨慕的平和體質。有一類人面色發黃、發暗、油膩；牙齒呈黃色，牙齦、口唇較紅；皮膚容易生化膿性痤瘡，紅腫疼痛較為明顯；經常口乾、口苦，一說話還有口臭，從妳身邊過的時候，妳還會聞到一股汗味；大便燥結或者黏滯不爽。這樣的人就屬於濕熱體質，也是一種常見的體質類型。

　　濕熱體質多是由於氣候潮濕、涉水淋雨或居室潮濕，外來水濕入侵人體；或吃過多油膩、甜食，消化不良，長期飲酒，濕熱過度，疲勞過度從而影響脾胃功能形成的。中醫認為脾有「運化水濕」的功能，若脾胃運化失職，水濕就會滯留在體內；再遇到外界的熱濕之氣就會造成火熱內蘊的現象。濕熱體質的人脾胃虛弱，不能正常運化而使「水濕內停」，這對於女性朋友而言，月經期就會出現小腹疼痛、經血暗黑的現象。

　　那麼日常調養體質，疏散瘀血，改變經血顏色有什麼好方法呢？按摩中脘、足三里、陰陵泉。

　　中脘是任脈的穴位，為胃之募穴，是八會穴之一的腑會，又是手太陽小腸經、手少陽三焦經、足陽明胃經、任脈四脈之交會

穴。脾胃為氣血生化之源，為後天之本，脾又主運化水濕。按摩中脘穴能夠調理脾胃，補益中氣，調暢氣機。《循經》中有一句話說中脘「一切脾胃之疾，無所不療」，可見它對脾胃的重要性。另外按摩中脘還具有減肥的作用。

足三里屬足陽明胃經，為胃之合穴，又是全身強壯穴之一。自古以來足三里就被人們當作治百病之穴。按壓足三里穴具有健脾和胃、扶正培元的功效。

陰陵泉是脾經上的排濕大穴，按摩此穴可以快速去除體內的脾濕。我們知道，肺經與脾經同屬太陰經，肺在上，脾在下。平時我們感冒了，服用西藥治療發熱咳嗽就是將體內的寒氣強行壓制下去。體內的寒氣不得抒發，長此以往，寒氣就會變成濕氣從肺經強行沉到脾經，造成脾濕。按摩陰陵泉穴具有健脾祛濕、調經血的作用。

按摩這些穴位是很講究的！首先在穴位處塗抹按摩乳，採用仰臥位，用右手拇指指腹著力，平貼附在中脘上，其餘四指的指腹輕拂穴旁部位作為依託，以腕關節為主動，做順時針或逆時針方向的環形而有節律地按摩。按摩足三里穴和陰陵泉穴時則半屈膝，用拇指端著力，反覆、不間斷、有節律地迴旋按摩。每個穴位按 3 ～ 5 分鐘，以有痠脹感為宜。

調養脾胃，改變體質，平時還要養成良好的生活習慣，不要暴飲暴食，不要讓自己常處於潮濕的環境中，不要讓自己小肚子受涼，不要為了風度而不要溫度。另外在經期洗冷水浴、對冷飲愛不釋手的女性朋友，一定要戒掉這些不好的習慣。

當我們的體質得到了調養，經血自然就不會是暗黑成塊了。

當然除了穴位，美味可口的食療也會給我們帶來意想不到的驚喜！薏仁紅豆粥就是這樣一款食療粥。

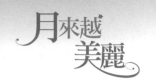

薏仁的營養價值很高，被譽為「世界禾本科植物之王」。桂林地區有首民謠這樣唱道：「薏仁勝過靈芝草，藥用營養價值高，常吃可以延年壽，返老還童立功勞。」薏仁性味甘淡微寒，具有健脾祛濕、清熱等功效。

薏仁既能當飯吃，又能當茶喝，不僅味美養人，還能讓人百病不生，種種好處，不得不讓人對其頗為鍾愛。

紅豆又稱作赤小豆，也有明顯的利水、健脾胃之功效，利水而不傷陰。因為它是紅色的，紅色入人心，因此它還能補心。生活中由於人們的精神壓力大、飲食不節、運動量少，從而導致心氣虛，脾虛，脾虛而生濕，所以既能祛濕，又能補心，還能健脾胃，非薏仁紅豆粥莫屬。

薏仁和紅豆同熬成粥，有效成分能為人體充分吸收，又不給脾胃造成任何負擔。所以薏仁紅豆粥是濕熱體質的最佳食療方，並且味美價廉，唾手可得，比其他去濕熱食療方方便多了。

經常吃薏仁紅豆粥能夠治療濕熱、血瘀引起的經血暗黑。藥王孫思邈曾說過，安身之本，必滋與食。很多人往往會花高價去買什麼名貴的補藥、名牌的保健品，殊不知，生活中普普通通的食物就是最好的養身益補之品。

造成經血暗黑成塊的原因還有很多，妳是因濕熱體質造成的嗎？如果是，不妨找準中脘、陰陵泉、足三里，平時沒事的時候按按，或者用艾條灸灸，也可以喝點薏仁紅豆粥，效果都很不錯。

越吃^月健康

✱ 薏仁紅豆粥

紅豆 125 克，薏仁 125 克，冰糖適量。將紅豆和薏
仁洗淨，在淘洗薏仁時，要用冷水輕輕淘洗，不能太
用力揉搓。為了使煮出來的薏仁軟濡，煮之前可將洗
乾淨的薏仁浸泡 6 小時左右。泡薏仁的水不要倒掉，
可以和米一起煮，避免薏仁中的營養物質流失。當薏
仁煮得半軟時，再加入紅豆，煮熟後加入適量冰糖，
溶解後即可食用。

第 六 章
月經疾病調理方案

痛經和崩漏是女性在月經期間最害怕的兩個問題，其次是要常常提防月經和某些重要時刻「撞車」。對於未婚女子或暫不想要寶寶的女性來說，月經遲到給其帶來的驚嚇不亞於坐雲霄飛車。還有，才30出頭，月經次數就已經明顯減少，出現閉經趨勢，以及「更年期症候群」等，這些問題都時時刻刻困擾著廣大的女性朋友。

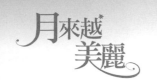

 # 按摩足臨泣穴，揮別經期疼痛

　　妳不是一個人在和痛經戰鬥，全球 80% 的女性朋友都在和她浴血奮戰呢，以前我也是，月經來的時候，肚子痛，非常非常痛！生薑水、止痛藥、熱水袋……齊上陣，可是疼痛就像強力膠一樣，怎麼也甩不掉。所以從那時起，我就發誓要學醫，學成後專門對付這位喜歡吵鬧的痛經。

　　有的人覺得痛經是小意思，以為結婚生完孩子就可以和她說拜拜了。這種想法很天真，可為什麼有些女性朋友生完孩子後，痛經的症狀就消失了呢？那是因為孩子把媽媽的痛苦帶走了。如果是男寶寶，以後就容易患上寒疝，就是說有一個睪丸縮到腹腔裡去了；如果是女寶寶，小時候會尿床，來月經以後，也會被痛經騷擾。當然，有些女性朋友即便當了媽媽，痛經症狀絲毫不減，這些女性朋友患子宮肌瘤的機率比較高，所以說，放縱痛經＝自虐＋虐兒。因此對於痛經，我們不能不理不睬。

　　中醫是怎麼認識痛經呢？在中醫看來，痛經是血流不順暢引起的，中醫上管這叫血瘀。就是經血瘀滯了，流不動了，「不通則痛」。

　　最常見的就是寒瘀了。《黃帝內經・素問・調經論》：「血氣者，喜溫而惡寒，寒則泣不能流，溫則消而去之。」氣血就像是熱帶魚，在溫暖的環境裡才有活力；如果冷了，血液就會凝固成「冰血」。所以說女性千萬要注意保暖，別把自己的身體「打入冷宮」，或對冷飲不離不棄，讓胃成了「冰箱」。在中醫裡胃叫作「髓骨生化之源」，是造血的源頭，吃什麼都是冰凍的，血液中能沒寒氣嗎？

　　有些女性朋友在經期，不僅肚子痛得死去活來，還會口腔潰瘍、臉上長痘、暴躁。這說明了火氣大，這時候的痛經是因為熱瘀。「火氣」會燒掉血液中的水分，血液就慢慢變黏稠、瘀滯。如果妳不清楚自己痛經是因為火大，月經一來，便猛灌驅寒的生薑紅糖水祛火，那等同於火上澆油，萬萬使不得。怎麼辦？清火才是「王道」，茉莉花茶、金銀花茶、菊花茶都是不錯的清熱飲品，持續喝，天天喝，效果很不錯。

　　中醫有「氣為血之帥」的說法，氣牽引著血前進，如果氣不順了，就像水龍頭不通，擰開了水也流不出，或者只能滴幾滴。女性朋友是不是有些納悶：怎麼就會氣滯了呢？中醫說，怒則氣上，喜則氣緩，恐則氣下，驚則氣亂，悲則氣消，憂則氣聚，思則氣結。可見，氣和我們的情緒是息息相關的。所以為了咱們的「貴體」，要注意保持心平氣和、平心靜氣，不必為雞毛蒜皮的小事動氣。

　　氣就像是風，血就像是帆船，風力小了，船就寸步難行，氣虛也會造成血瘀。所以體質虛弱或者大病初癒的女性朋友往往會痛經。氣虛的時候，血液雖然還在流動，但力度已遠遠不足，這時候，血液中的廢物就會停滯堵塞血管內的交通，從而引發痛經。所以，氣虛的女性朋友，要注意補充氣血才行，可以多吃些

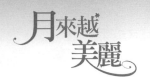

牛肉、雞肉、糯米、大豆、紅棗、鯽魚、鱔魚等食物。

　　看來，痛經的原因是非常複雜的，所以，那種不管三七二十一，一痛經就吃烏雞白鳳丸、喝紅糖水的做法是不科學的，一定要「認清敵人的真面目」再下手。當然，大多數人可能都不知道自己痛經的類型，我在這裡教大家一個辦法，那就是按摩足臨泣穴。足臨泣穴為什麼能夠成為「克敵制勝」的重要法寶呢？這是因為足臨泣穴是膽經「輸」穴，輸就是疏通、流通的意思，就是說，該穴是清理人體淤積的重要機關，而該穴又是八脈交會穴之一，且通於帶脈，所以它的疏通能力就更加強大了。妳知道嗎？該穴又名「女福穴」呢，就是說，這個穴位是專門給女性朋友送福來的，尤其是經期前天天按，止痛作用神速，且安全無副作用。每隻腳上按壓 10 ～ 20 分鐘，就是用手指頭按住足臨泣穴不動不揉，使勁按住就行，然後再按另一隻腳，同樣按 10 ～ 20 分鐘就可以了。

　　當然，對足臨泣穴按揉要長期持續才會有效果。不要臨時抱佛腳，可在每天晚上洗腳的時候按摩一會兒，或者坐在沙發上一邊看電視一邊按摩。

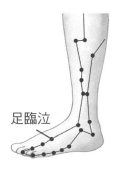

足臨泣

● 足臨泣穴位於足背外側，第 4 蹠趾關節的後方，小趾伸肌腱的外側凹陷處。

　　如果在經期按摩，可以再按合谷穴，因為合谷穴不僅是我們身體裡的止痛藥，還能宣通氣血。大家在按摩合谷穴的同時，可配合按摩三陰交穴來防治痛經，對月經不調、痛經、閉經效果都不錯，但這個方法不適合經血過多的女性朋友。

　　當然，穴位好不如習慣好，壞習慣才是痛經的真正元兇，所以我們一定要避免受涼，也不要洗冷水澡，還要適量運動，散散步、做做瑜伽，讓血液動起來。唯有如此，才有機會戰勝痛經！

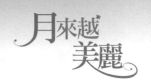

 # 雙管齊下，告別月經過多

　　月經多少才算是過量呢？以衛生棉的用量來做大概的估計，一般的正常用量是平均一天換四五次，如果大大超過了這個次數，而且每片衛生棉差不多都是濕透的，就屬於經量過多。

　　如果妳不幸月經過量，也不必氣餒。因為月經量多是女人的常見病。我們只要認清病理，治療得當，治癒也不是什麼難事。

　　導致月經過量的罪魁禍首就是脾氣虛弱。王肯堂的《證治準繩》早有記載：「勞傷氣血，衝任虛損，月水過多。」那麼，怎麼來分辨自己是不是脾虛呢？如果吃飯的飯量很少肚子還發脹、大便稀薄、呼吸短促、全身乏力，大概就是脾虛了。女性之所以出現脾虛，除了大病久病之後，因為身體失養出現過度虛弱之外，還和不健康的生活方式有關。比如有的女性為了保持苗條的身材，不顧後果地減肥，只喝水和吃少量水果，最終導致營養供應不足，而傷及脾臟；又或者工作上為了拼業績、拿獎金，拚命地工作，最後身體嚴重透支，勞累過度導致氣虛；有的則是缺乏鍛鍊，於是出現體弱脾虛等。

　　中醫講「脾統血」，脾虛導致的後果就是不能統攝全身血液的正常運轉，衝脈和任脈不能穩固，於是月經來的時候就表現出月

經過量。其實這很好理解，「氣」就好比為我們身體築起的一道無形堤壩，將全身的血液統攝在血脈中運行。然而氣虛無力者，月經來潮，血液便決堤而出了。

知道了病因，治療也就很簡單了。所謂「兵來將擋，水來土掩」，有一個簡單的方法：在巳時（上午 9 ～ 11 點），取隱白穴施灸。在施灸前，先用 75% 的酒精棉球消毒，塗上凡士林軟膏，然後置放米粒大的塔形艾炷，連續點燃 5 壯為 1 次量，3 次為 1 個療程。

本法雖然簡單，裡面的道理卻不少。為什麼要取隱白穴呢？因為隱白穴是在脾經上，用艾灸灸脾經上的隱白穴，利用艾火的溫熱和藥效作用，可以使脾臟陽氣恢復而振奮起來，從而恢復統血的功能，月經也就自然調和回到正軌。本法要求在巳時施灸，因為中醫講究的是「謹候其時，病可與期」（《黃帝內經・靈樞》）。身體內的血液與時辰之間的關係，就像潮水和日月的關係一樣，有週期性的盛衰和漲落。巳時是脾經主時，這是氣血流注到脾經最旺盛的時候。選擇這個時候提振脾經氣血可以發揮最好的效果。

如果不具備艾灸的條件，可以用按摩隱白穴來代替。為了有足夠的力道，可以用力掐隱白穴，這是最簡單、效果也很明顯的方法。

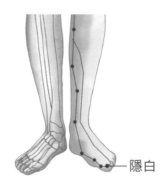

　　　　　　　　　　　　　　　隱白

● 隱白穴在足大趾末節內側，距趾甲角 0.1 寸，足太陰脾經的井穴。

　　雖然覓得良方足以將脾虛導致女性月經過多的罪魁禍首斬首示眾、就地正法，但是需要提醒大家的是，最理想的情況，還是平時妥善地保養身體，不給氣虛出來「示威」的機會。比如注意勞逸結合，不要勞累過度，儘量不要暴飲暴食傷及脾胃，勤於鍛鍊，避免因病致虛等等。

　　除了脾虛引起月經量過多之外，還有一種情況也會引起月經過量——血熱。《萬氏女科》說：「凡經水來太多者，不問肥瘦，皆屬熱也。」這怎麼理解呢？我們都看過水壺燒開水，本來我們並沒有將水壺裝滿水，可是等到燒開沸騰的時候，水卻從壺裡溢了出來。這並不是說水變多了，而是水開了之後活力增強，越過原有的界限躥了出來。如果我們身體裡面淤積內熱過多，同樣道理，也會導致血溢不守而妄行。如果此時正好是經期，就會溢出更多的經水。而防止血熱，則需要多給身體滅火，比如少吃辛辣油炸的食物，多吃蔬菜、多喝涼茶等。平時悶悶不樂、愛生氣，心情抑鬱也很容易造成肝鬱化火，進而導致血熱月經過多。

　　過多的月經常常使不少女性變得虛弱不堪，這裡給大家推薦一味補血養虛且簡單易做的湯藥，於經期結束後進行一番調養，

是很不錯的選擇。這個湯藥叫「四物湯」，被譽為「婦女之聖藥」，做法是取熟地黃 12 克，當歸 9 克，白芍 9 克，川芎 6 克，用水煎服。煮的時候用中等大小的碗加四碗水，煮到一碗水左右的時候即可。此外，氣虛的人可以加入黨參、黃耆補氣行血，血虧者加阿膠增補。每日 1 劑，分早、晚 2 次溫服。3 週為 1 個療程，連用 2 ～ 4 個療程。

本方除了生血調經之外，還具有很好的滋潤皮膚、抗衰老的作用，讓妳既擁有健康又能擁有青春美麗。

當然，我想我們都不會迷信有一味靈丹妙藥，服用之後可以包治百病；或者有一種萬能的方法，可以使我們一勞永逸。所以，我們大可雙管齊下，在經期前採用穴位療法，振奮脾陽，增強統血功能；在經期後配合湯藥調理，生血補虛，進入一個良性的循環。如此，我們才能活得越來越健康，越來越美麗。

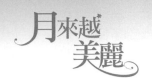
 # 補血益氣，治療月經過少

　　月經少，有的女性朋友可能會覺得，這樣正好，省去了很多麻煩，避免了月經可能帶來的尷尬。可是妳卻不知道，月經過少對我們身體有著極為不利的影響。尤其重要的是，月經過少可能會是女性不孕的徵兆。所以月經過少，是個不容小覷的問題。

　　中醫學認為，月經過少多因血液生成不足，無血可下。正如程國彭在《醫學心悟》中所說：「血少色淡者，血不足也。」簡而言之，就是血虛。

　　導致血虛的因素，首當其衝的當推脾虛。「脾為後天之本，氣血生化之源」，脾胃是血液生化之源，脾胃所化生的水穀精微是化生血液的基本物質。若脾胃虛弱，不能運化水穀精微，化源不足，往往導致血虛。清代喻昌的《醫門法律》說：「飲食多自能生血，飲食少則血不生。」如果把身體比喻成一個加工廠，脾胃就是加工處理器，氣血是我們身體必需的成品，而吃的食物是需要加工處理的材料。有的女性朋友身體瘦弱，除了遺傳因素外，一個重要的原因就是她們吃得少，提供給脾胃化生的材料自然不足，那麼成品必然相應減少。另外，飲食量雖然充足，但如果過於挑食偏食，也同樣會導致血虛。生活中還有不少女性朋友，這也擔

心,那也在意。古老的《黃帝內經》早就告訴我們「思傷脾」,所以多愁善感的女性往往也成為脾虛血虛一族。

血虛的女性朋友經期時會發現,除了量少、經血色淡、淅淅瀝瀝外,自身還會感覺氣短乏力,時時伴有頭暈耳鳴,晚上睡覺也會頻頻上廁所,影響睡眠質量。照照鏡子,看見自己的面色暗淡無光,即使化妝也掩蓋不了,天生愛美的女性朋友,怎麼能夠容忍自己這樣呢?這時候有的女性朋友就會去買阿膠棗,吃一些廣告中常說的補血品,可是往往收不到想要的效果。一向身體虛弱的女性,或者剛生過一場大病的女性常常陰血不足;有的女性朋友除了月經量少,還時常腰酸腿軟,這時妳可要小心了,因為此時的妳已經不單單是脾虛了,還存在著腎虛的問題。

《病機沙篆‧虛勞》說:「血之源頭在於腎。」如果腎精虧虛,骨髓失充,不能生血,就會導致血虛。傅山在《傅青主女科》中提到「經本於腎」、「經水出諸腎」,可見月經是由腎所主。就像一棵參天大樹的成長,主要依賴於它的根部,根部汲取大地精華,大樹才能日漸成長。月經的正常依賴於腎的健康。腎氣旺盛,臟腑化生精血充足,月經才能正常。

女人如水,月經正常的女人,就像流水不腐,月換月新,功能活躍,身體永葆青春;一旦經血少就如一潭死水,氣不上行,血不下達,氣血循環瘀滯,女人自然老得快。

找到病根後我們就要對症下藥。在平常生活中我們可以多吃些牛肉、雞肉、糯米、大豆、紅棗,龍眼等食物,以健脾補腎、補氣益氣。

有的女性朋友或許怕吃多了會長出好多肉,到時候可能又會面臨新的煩惱。那有沒有一種辦法,可以讓我們輕輕鬆鬆就可以擺平這些「敵人」呢?且聽我來給妳支招。

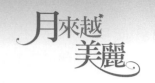

　　按摩血海穴。血海穴是脾經所生之血的聚集之處，所以補氣血名正言順，是解決女性問題的至佳地點，閒來無事多按壓幾次血海穴，就等於在刺激血海的血液向四周運行。血液運行通暢了，月經過少的問題自然就可以得到解決。操作起來很簡單，用大拇指按壓血海穴 3 ～ 5 分鐘即可，雙側交替按壓，每天按壓。

　　此外，按摩關元穴也值得推薦，關元穴特別靠近陰部，又處在以會陰為起點的任脈上，是全身強壯要穴，具有滋陰填精、溫腎壯陽之功。對於腎精不足引起的月經過少，不妨經常按壓關元穴，不僅可以發揮很好的調理作用，還能有效預防其他生殖系統疾病。一般女性小腹都有較厚的脂肪，內部子宮也有較強的抗外力結構。因而，對關元穴加以按壓，不妨力量大一些，時間長一些，不必擔心對內臟器官造成什麼傷害。點按關元穴時，每次可達 10 ～ 15 分鐘，每日 1 ～ 2 次。注意，經期前後按摩效果尤佳。

　　冰凍三尺，非一日之寒。要想解凍，也得有一個過程，別指望按摩三兩天，問題就消失得無影無蹤。而且，問題解決之後，也要注意後續的保養，否則疾病還是會找上門來的。

刮痧和湯補，治療月經先期

　　一次，有一個女孩問我：「我的月經期已經連著好幾個月都是一月來兩次，我這是不是不正常啊？」這是顯而易見的，所謂「月經」，就是一個月來一次。這女孩的情況叫作「月經先期」，就是在還不應該來的時候，先來了。

　　準確地說，月經先期是指月經週期提前7天以上，甚至出現15天、16天一潮，這種狀況連續保持兩個週期以上就稱為「月經先期」。月經先期是女性常見疾病，出現這種狀況應該積極想辦法治療。如果放任不管，持續處於月經先期的狀態，最終會導致頻繁出血，耗氣傷陰，從而進一步危害身體健康。當然，如果妳發現自己已經處於月經先期的狀況中，自然不會對此置之不理。可是妳雖然有了積極的心態，卻還是覺得無從下手，那就讓我們先來瞭解月經先期的病因，自然會有解決之法。

　　導致月經先期的最主要原因是血熱，血熱就會擾動衝脈和任脈，迫使氣血下行，從而使得月經提前到來。中國古代醫家也多是從血熱立論，從而尋求治療月經先期的方法的，比如《景岳全書・婦人規》也認為「凡血熱者，多有先期而至」。那怎麼判斷自己就是血熱呢？我們可以從一些外部表現來觀察，比如經常皮膚

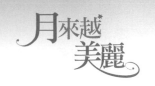

潮紅、出油，容易長痤瘡，時常發脾氣、心情煩躁，手心、腳心都感覺很熱，或者口渴，需要不停喝水，而且大便硬結，小便短黃，還有鼻子容易出血，晚上多夢等等。

瞭解女性月經先期發生的原因後，我們最關心的自然是如何應對的問題。針對血熱型月經先期，我們首先應該想辦法讓血熱涼下來。明代王象晉所著的《二如亭群芳譜》中記載了一個「生地黃粥」，具有清熱生津、涼血止血的功效。

生地黃粥中的地黃是中醫常用之藥，乾地黃偏重滋陰，鮮生地黃生津清熱。在做生地黃粥時，選用鮮生地黃，應該以質脆、斷面肉質淡黃色、呈菊花心者為好。中醫認為，鮮生地黃味甘多汁，略帶苦味，性涼而不滯，質潤而不膩，可清熱生津、涼血止血。用於溫熱病之心煩、口渴、熱甚出血，包括吐血、衄血、咯血或婦女血崩等均可選用。

但是此粥屬清熱性藥粥，不宜長期服食，即「可多用而不可頻用，可暫用而不可久用」。煮製時加些生薑，是為了保護胃氣。另外，服用生地黃粥時，要忌「三白」，即忌吃蔥白、薤白及蘿蔔。

再介紹一個刮痧治療的方法：首先讓患者仰臥，操作者在刮治部位塗以橄欖油、香油或溫水作為刮痧介質，持握刮痧板（也可以用瓷碗、瓷調羹、木梳背等）與皮膚成 45 度角，以中等力度刮腹部氣海穴至關元穴區域，刮至局部潮紅或出現痧痕。然後繼以中等力度用刮痧板的角點壓三陰交穴，至皮膚潮紅即可。隔日刮治 1 次，15 次為 1 療程。

為什麼刮痧可以治療月經先期呢？原來，腹部的氣海至關元是任脈所在區域，血熱會擾動任脈，導致調血功能不足。所以刮腹部的這一區域可以疏通任脈，理氣和血。而小腿的三陰交穴匯

有脾經的濕熱之氣，所以刮三陰交穴可以健脾。脾臟是氣血的根本，脾氣旺就會對血液有更強的統攝力，自然月經就不會提前到來。

另外，月經先期的病因以血熱為主，但氣虛也可以引起，即身體的虛弱導致脾臟中氣不足，不足以統攝全身的血液，就容易引發月經先期。這時候不要有病亂投醫，需要辨證施治。不要氣虛了還餓著肚子減肥，或者拚死拚活地工作，以致持續勞累過度，最好補充足夠的營養和水分，保證有充沛的體力和精神。

除此之外，還要注意生活調理，比如很多人平時喜歡吃辛辣、油炸等刺激性、重口味的食物，看到賣羊肉串或各種麻辣小串的路邊攤也直流口水，不管三七二十一，先來幾串再說。如果妳是月經先期，這無異於給體內的旺火再添上一把新火。建議選擇清淡易消化的食物，多吃補蛋白質、補血的豬瘦肉、豬肝、雞蛋、雞肉；多吃新鮮的蔬菜瓜果，如青菜、四季豆、蘋果、雪梨等。有了治療的方法，加上自己的呵護，月經先期是可以治癒的。

越吃月健康　✿ 生地黃粥

生地黃汁約 50 毫升（或者用乾地黃 60 克），粳米 100 克，生薑 2 片。將新鮮生地黃洗淨後切段，每次榨取生地黃汁約 50 毫升，或用乾地黃 60 克煎取藥汁；先將粳米加水煮粥，煮沸後再加入已製好的地黃汁和生薑，煮成稀粥食用。每天早晚空腹各服 1 次，連服 6 天。

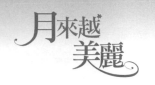

 養血調經，月經不再遲到

月經「遲到」在中醫裡叫「月經後期」，主要是由於營血不足所致。血源不足，臟腑失於煦養，影響血的生化與運行，使血海不能如期滿溢，而致月經後期。

月經後期的女性朋友，常併見經量少、色淡，小腹隱痛，頭暈眼花，乏力，精神萎靡，失眠，面色蒼白，形容枯槁，這些都是血虛的表現。

怎麼會血虛呢？外傷或手術失血過多，容易造成血虛，分娩也是血虛的常見原因。由於出血過多，日久則導致瘀血內阻，脈絡不通，一方面造成再出血，另一方面也影響新血生成，繼而加重血虛。這就是為什麼生完孩子後，有的女性朋友感覺體質不如以前好的原因。還有一些女孩平時愛挑食、偏食或是為了減肥刻意節食，導致營養失衡，營養供給不足，無法滿足身體的正常需要，致使脾胃損傷，不能化生水穀精微，氣血來源不足，血虛就是必然。

有的女性朋友認為自己年輕，常常熬夜加班，認為自己扛得住，殊不知勞力過度也易耗傷氣血，久而久之，氣虛血虧；勞心過度，易使陰血暗耗，心血虧虛。這些都是血虛的罪魁禍首。

　　艾灸關元、三陰交、肝俞、腎俞四個穴位可獲得很好的療效。為什麼這麼說呢？肝俞為足太陽膀胱經腧穴，乃肝臟之背俞穴，具有疏經通絡、調和氣血的功效；腎俞乃腎臟之背俞穴，是腎臟之氣輸注的地方，可以補益腎氣，調節腎臟，二者配伍能有效地補肝益腎，滋生精血。而關元為任脈經穴，是小腸的募穴，小腸之氣結聚此穴並經此穴輸轉至皮部。它為先天之氣海，是養生吐納、吸氣凝神的地方。古人稱為人身元陰元陽交關之處；老子稱之為「玄之又玄，眾妙之門」，配三陰交穴能補養衝任，益氣調經。由此看來，艾灸這幾個穴位無疑是解決月經後期的最佳選擇。具體操作起來也很簡單。患者仰臥，將艾條點燃，將艾條燃著的一端在施灸部位上方一定距離處做迴旋運動，各穴分別灸5分鐘，以患者感覺微熱內滲為度。每天灸1次。

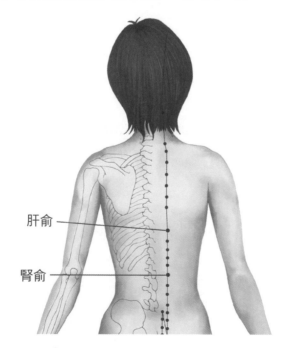

肝俞

腎俞

● 腎俞穴位於第二腰椎棘突旁開 1.5 寸處，經屬足太陽膀胱經。肝俞穴位
　於背部，當第 9 胸椎棘突下，旁開 1.5 寸，肝的背俞穴。

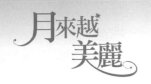

此外，還可以多按揉小腿上的足三里穴。足三里為足陽明胃經之合穴，具有補益脾胃、調和氣血、扶正培元、祛邪防病的功效，是養生保健的第一要穴。中醫認為，足三里主諸虛百損，為強壯之要穴，亦是補後天之源的要穴。血液生化來源於脾胃，而女性以血為主，病多注重脾胃的治療，而足三里是調和脾胃的良穴，所以，尤其是對於血虛引起的月經後期女性朋友來說，按摩足三里穴是個不錯的簡便選擇。首先選準足三里穴，用拇指指腹按壓 5 ～ 10 分鐘，以感覺到痠麻度為宜；然後換另一條腿，同樣按壓 5 ～ 10 分鐘即可。每天按壓。

按摩是個好方法，貴在堅持。足三里穴在養生保健的地位之高，可謂是家喻戶曉，它給女性帶來的不僅僅是解決月經不調的麻煩，更為女性朋友帶來美容養顏、延年益壽的福音。一舉多得，何樂而不為呢？

其實，身體健康與我們平日生活的點點滴滴是分不開的，作為女性，天生體質較弱，讓我們身體更易受困擾，這就需要我們在日常生活中更為悉心照料自己，防止受寒，忌食辛辣，多食用清淡的食物，以利於體內經脈通暢，協調內分泌系統，有效地預防月經不調。其次，生活規律也有利於經期保健，要盡量避免熬夜和過度勞累。

疏肝解鬱，調準月經時間

　　月經不規律就是中醫所說的「月經先後不定期」，大多是由肝氣鬱滯、氣血失於調節所造成的。有的女性朋友發現月經時間不準，經血量也很隨性，時多時少，並且血色呈紫紅色，經血下行不暢，偶爾還伴有血塊。經期前小腹部甚至全身有脹痛感，月經期會舒服點。女性大多多愁善感，經期表現更為嚴重，常常情緒低落，精神抑鬱，甚至為一些雞毛蒜皮的事情煩惱不已，這些都是肝氣鬱滯的表現。

　　肝主藏血，主疏洩，情志得肝氣疏洩以調和，血脈得肝氣疏洩以運行。若情志急躁或抑鬱則會導致肝氣逆亂，氣亂則血亂，勢必會導致經期先後不定。由於現代生活環境複雜，現代女性的精神壓力非常大，而女性的特點又是極容易敏感。長期下來，肝氣不舒暢，鬱滯於體內的情況也就在所難免。比如，有的女性朋友會因為工作上一個難搞的項目或一份難得的訂單而一籌莫展，結果她的月經就停止了；有的女性朋友大事小情都會惹得她一肚子怨氣，結果月經也紊亂了；還有的女性朋友愛嘆氣，愛煩躁，易緊張，情緒極易墜入悲觀的低谷等等，這些都會導致肝氣鬱滯。

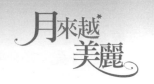

女性朋友瞭解到這些後，是不是有一種恍然大悟的感覺？原來月經跟肝還是這麼一對「近親」。只要我們能及時地調理好肝、照顧好肝，就可以讓月經應時守約。

在這裡給女性朋友們推薦一個療效確切的按摩方法，穴位是關元、期門、肝俞、三陰交及太衝。為什麼要選這些穴位呢？關元穴是任脈經之要穴，為小腸之募穴，具有調理衝任的強大功效。期門穴有疏肝理氣之功效。肝俞穴具有疏肝利膽、滋養肝腎的功用。三陰交穴屬足太陰脾經，是足太陰脾經、足厥陰肝經和足少陰腎經三條陰經的交會穴，可以同時調理人體脾、肝、腎的氣血。太衝穴是肝經上非常重要的一個穴位，經常按摩可以疏肝降火。所以按摩這些穴位對於疏解肝鬱有著非同一般的功效。操作很簡單，仰臥床上，先用掌根、魚際或雙掌面推揉期門穴、關元穴。隨著呼吸的起伏，順逆各旋轉推揉 36 次。然後翻身俯臥，用魚際重按輕揉背部肝俞穴 36 次。再用拇指指腹按揉雙側三陰交穴各 36 次，最後用拇指端點按雙側足背上的太衝穴各 36 次，以下肢和足部有痠脹感為宜。

需要注意的是，按摩法不是一天兩天就能見效的，必須積以時日，才能逐漸顯出效果來。為了保證身體健康，按摩時一定要拿出我們的信心、耐心和恆心。

一些「急性子」的女性朋友可能會想要一種見效更快的方子，不妨在按摩的同時，配合食用柴胡粥。中醫認為，柴胡性涼、味苦，微寒，入肝、膽二經，具有和解退熱、疏肝解鬱、升舉陽氣的作用。《本草綱目》記載其「治陽氣下陷，平肝膽三焦包絡相火」，常用以治療肝經鬱火、內傷脅痛、月經不調等症。

當然，防病勝於治病，我們在日常生活當中要注意保持良好的心情，情緒上要適應各種變化，多和人接觸，多出去活動。飲

食上可以多攝入疏肝理氣的食品，如菊花、玫瑰花、橘皮等都可
以用來煲湯、泡茶。

越吃月健康

❋ 柴胡粥

柴胡 10 克，白米 100 克。將柴胡擇淨，放入鍋中，
加清水適量，水煎取汁，加白米煮粥即成，每日 1 ～
2 次，連續 3 ～ 5 天。

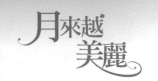

 # 氣血虛弱導致閉經

　　小美在北京上學，是大學二年級學生，她發現自己足足有半年沒有來月經了，於是她打電話將這事告訴了母親。這下可把母親急壞了，對她說：妳這是閉經。小美雖然是個大學生，卻還不知道什麼是閉經，更別談如何來應對閉經的問題了。一時不知道有什麼嚴重的後果，她也慌了。

　　其實，閉經是女性常見的一種症狀。少女在 14 歲左右會來月經，年滿 18 歲尚無月經來潮者稱為原發性閉經；來月經後，出現 6 個月以上無月經者，稱繼發性閉經；凡妊娠、哺乳或絕經後無月經者，稱生理性閉經。小美的情況顯然屬於繼發性閉經。

　　可是小美的發育挺正常的，怎麼會突然閉經呢？母親也不知道什麼原因，於是她趕快從外地來到北京，帶著小美到某大醫院檢查。她們先看婦產科，抽血化驗、照超音波甚至 CT 電腦斷層攝影等各項檢查都做了。可是結果出來，醫生說都沒有問題，建議她到內分泌科就診。接著又是抽血化驗，等結果出來醫生還是說看不出來有什麼問題，建議她們到更好的專家那裡去看。

　　後來她們找到了我，我看小美氣色不好，無精打采，於是問了她許多生活中的細節問題。問到她的生活習慣、睡眠規律時，

她支支吾吾不能很好地回答。可是我還是一直追問，最後小美不耐煩了，終於說出了實情。原來小美最近半年每天上網，有時甚至整天整夜，晚上不睡覺，白天經常不去上課，人也變得特別懶，連食堂也不願去，在床上一躺就是一天，只吃點乾泡麵，連水都不泡。我說：「這樣子生活，身體怎麼受得了？妳這是過度勞累，導致氣血虛弱而產生了閉經。」

氣血虛弱可能由多種原因引起，比如，我們經常可以見到一些久病的病人，面色慘白，說話氣若游絲，走路就像被風吹的弱柳，他們就是因為久病失養導致氣血虛弱；另一些人，屬於多愁善感，生活中很小的一點事情，就會讓他們一個星期悶悶不樂，這種人也容易因為思慮過度而導致氣虛體弱；還有一些人因為飲食習慣喜歡吃辛辣的東西，最後損害了脾胃也會導致氣血虛弱；當然還有人天生就是體質虛弱，這種情況就只能「怨天」，不能「尤人」了。小美的例子，是屬於過度勞累而引起的氣血虛弱，在現代人中尤為常見。因為現代人的生活節奏往往很快、工作強度大，此外電視、遊戲、網絡等娛樂方式也不能讓人放鬆身心，反而容易沉迷而損害身體的健康。

關於氣血虛弱容易導致閉經的機制，李杲在《蘭室秘藏》有這樣的解釋：「婦人脾胃久虛，或形羸氣血俱衰而致經水斷絕不行。」氣血虛弱導致閉經的主因是脾虛。脾，是人體的「血庫」，當人體休息、安靜時，它貯存血液，當處於運動、失血、缺氧等壓力狀態時，它又將血液排送到血液循環中，以增加血容量。脾虛了自然就會減弱對其血液的統攝以及生血藏血的能力。就像河水如果源頭小了，下游就會出現乾涸的表現，閉經也是因為脾臟這一源頭出了問題。

知道了問題所在，我們就應該想辦法進行治療了。我們可以

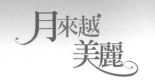

選擇既經濟又安全的推拿方法，針對閉經取關元、氣海、血海、三陰交及足三里。仰臥床上，用手掌在小腹做環行而有節奏的撫摩，同時配合按揉關元、氣海，再按揉血海、三陰交、足三里。並用一指禪推法，即沉肩垂肘，用拇指指端螺紋面緊推慢移於腰部脊柱兩旁，然後再按揉上述穴位 2 ～ 3 遍，以病人感覺痠脹為度。

按揉足三里主要調理脾胃、補中益氣。三陰交又被稱為「婦科三陰交」，對月經等婦科病有十分顯著的療效，既可以健脾益血，也可調肝補腎。血海穴，這裡的「血」指脾血，「海」指脾經所生之血在此聚集，氣血物質充斥的範圍巨大如海，因此而得名。這個穴位有化血為氣、運化脾血之功能，為人體足太陰脾經上的重要穴道之一。這三個穴位配合起來，可以說是將脾臟振奮起來了。加之，推拿關元、氣海，培本固元，益氣通陽，更是從根本上解決了中氣不足的問題。

如果有足夠的精力和時間也可以搭配一個食療方，比如香菇牛肉湯就是不錯的選擇。

香菇在民間素有「山珍」之稱，所謂「山珍海味」，就被它占了半壁江山。它是一種生長在木材上的真菌，味道鮮美，香氣沁人，營養豐富，素有「植物皇后」的美譽。從中醫上來講，香菇味甘、性平，有健脾利濕、理氣化痰的效果，非常適合用於治療脾胃虛弱、食慾缺乏、倦怠乏力等症。而牛肉味道鮮美，受人喜愛，享有「肉中驕子」的美稱。中醫認為，牛肉有補中益氣、滋養脾胃、強健筋骨、化痰息風、止渴止涎的功效。所以，這個「植物皇后」配上「肉中驕子」，就成了健脾補虛的「神仙眷侶」。

當然，閉經也不完全是因為氣血虛弱引起的，還可能是腎氣虧虛了，又或者是陰虛血熱了，也可能因為身體裡面鬱氣或受寒

以至於氣血阻滯而閉經。在沒有確定閉經的原因之前，先不要急
著用各種方子，先請醫生確認，再治療也不遲。

越吃_月健康　　✻ 香菇牛肉湯

鮮牛肉 300 克，水發香菇 100 克，為了調出鮮美可
口的味道，可以多用幾味調料，備好精鹽、味精、薑
塊、蔥段、胡椒粉適量，八角 1 個，沙拉油 20 克。
將牛肉切成 2 公分的方塊，用冷水鍋放入牛肉加熱焯
水，洗淨血污，瀝乾水分；香菇切成片狀洗淨，浸泡
冷水中。炒鍋上火燒熱，放入沙拉油燒至五成熱，投
入蔥結、薑塊（拍鬆）、八角，下牛肉略煸，倒入清
水燒沸，撇去浮沫，最後倒入香菇、精鹽、味精，繼
續煮至牛肉爛熟即可出鍋。

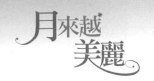

 # 倒經說怪也不怪

　　女孩小雯最近發現自己患上了一種怪病，每次經期前後及期間都會發生鼻部或口腔出血，月經量也比平常相對減少，甚至還出現沒有月經的情況；經期過後鼻部或口腔的出血也會停止。她覺得很奇怪，不知道這是什麼病。

　　這就是中醫所講的「倒經」或「逆經」，西醫稱為「代償性月經」。《本草綱目》中記載，「有行期只吐血衄血，或眼耳出血者，是謂逆行」。倒經以口、鼻出血最為多見，一般發生的人群是青春期女性，由於這種鼻出血或吐血是伴隨著月經週期而規律性出現，長期不癒則會導致月經量減少，甚至閉經不行，嚴重者則出現身體虛弱等貧血症狀。

　　有人會有這樣的疑問，倒經出現的鼻孔出血是不是下面子宮的血跑到鼻子上去了呢？其實不是的。這是因為在鼻中膈的前下方，分布著豐富的毛細血管網，這些小血管既淺又脆弱，極易發生出血。當月經來的時候，女性體內的雌性激素比較高，於是在刺激下，鼻腔黏膜發生充血、腫脹，甚至出血，因此隨著月經週期的雌性激素水平起伏也就出現了週期性出血。

　　俗話說「急則治標，緩則治本」，出血量較多時，當務之急是

止血。如果出現了吐血的情況，可口服三七粉或雲南白藥；如果是鼻子大出血了，可壓迫兩側迎香穴，或於鼻內充填消毒棉球及用浸有 1% 麻黃鹼的棉球壓迫出血部位。止血只是治標，如果要治本，我們還需要進一步知道引起倒經的根本原因。

《黃帝內經・素問・至真要大論》曰：「諸逆衝上，皆屬於火。」我們都見過不少鼻子出血的情況，甚至自己就有過這樣的經歷。有的人一激動或者一緊張鼻子就出血；有的人也沒做什麼劇烈運動，正聚精會神地上課或工作，血就汩汩地流下來了；還有的一覺醒來，發現被子上一攤血，原來是從自己鼻子裡流出來的……這些非外傷性的鼻出血，多是因為上火引起的。倒經同樣也是因為火氣太盛引起的，臨床上最為常見的就是肝經鬱火。林佩琴的《類證治裁》就說：「按月倒經，血出鼻口，此由肝火上迫，不循常道。」中醫認為經前期血海充盈，氣旺盛，月經靠著沖氣的推動而外排，且衝脈隸於陽明而附於肝。肝火，多由於患者平時抑鬱，或鬱怒傷肝，致肝氣鬱結，久鬱生熱化火，經行之時，沖氣偏盛，肝火隨氣上逆，氣逆血亂，血可從不同部位溢出，出現不同的出血症狀。

那麼，如何治療這種肝火引起的倒經呢？有一個非常有效的方法，就是吳茱萸貼穴治療法。首先準備好適量的吳茱萸，烘乾研面備用。治療時，於經前 7 天開始取適量吳茱萸粉用醋拌成糊狀分別貼於太衝穴、湧泉穴上，外敷紗布固定。每日更換 1 次，雙側穴位交替使用，至月經過後即止。

吳茱萸之所以能挑起治療倒經的大梁，是因為吳茱萸的藥性，味辛溫，入肝、胃經。《本草綱目》記載其可以走氣、祛火，《丹溪心法》中也有用它治療肝火的記載。太衝穴是足厥陰肝經的原穴，能疏肝理氣，通絡活血。湧泉穴為足少陰腎經之井穴，我

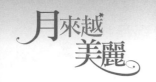

國現存最早的醫學著作《黃帝內經》中說：「腎出于湧泉，湧泉者足心也。」意思是說：腎經之氣猶如源泉之水，來源於足下，湧出灌溉周身四肢各處。通過補腎壯水而達到克火的目的，也是中醫中常用的方法。選這兩個穴位，用辛溫之吳茱萸外敷可刺激二穴，達到調補肝腎、引火歸原之效，使血隨氣降，衝任安和，倒經也就不治自癒了。

對於倒經，食療的方法也有很多，我在這裡本著效果好、操作又簡單的原則，給妳推薦一下使用鮮藕、鮮車前草、鮮蒲公英及粳米做成的「三鮮粥」。

對於藕大家可能非常熟悉了，因為它味道鮮甜可口。但是說到它的藥用價值，妳也許未必知道吧。其實中醫認為藕性寒，味甘多液，有清熱涼血的作用，可用來治療熱性病症，對熱病口渴、衄血、咯血、下血者尤為有益。用在本方中達到去火、止血的功效，可說是十分對症。車前草大家可能就不太熟悉了，但是它其實也非常好找，因為它生長在山野、路旁、花圃、河邊等地，只要認識它的樣子找到也是不難的，當然也可以到藥店購買。車前草也是味甘、性寒，可以入肝、腎、膀胱經，具有清熱、涼血、解毒的功效。《本草品彙精要》記載它「止血，衄鼻，瘀血，血瘕，下血，小便赤。止煩，下氣，除小蟲」。至於蒲公英，繆希雍在《本草經疏》中說蒲公英「味甘平，其性無毒。當是入肝、入胃、解熱涼血之要藥」。這三味藥食，再加上養陰生津的冰糖，對肝火足以全面壓制和打擊，治療倒經也就是水到渠成之事。

越吃月健康

✻ 三鮮粥

鮮藕 100 克，鮮車前草 50 克，鮮蒲公英 50 克，粳米 60 克，冰糖適量。先將鮮藕洗淨搗爛，用紗布包裹絞汁備用，再將鮮車前草、鮮蒲公英沖洗乾淨放入砂鍋中，加適量水煎熬 30 分鐘，濾去藥渣，加入淘洗乾淨的粳米，以小火煮粥，至粥將熟時，放入藕汁、冰糖繼續煮至粥熟即可，分早晚 2 次溫服，每日 1 劑。

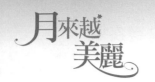

 # 治療崩漏，強腎補虛是關鍵

　　崩漏是一種月經期與月經量都嚴重紊亂的月經疾病，如果發病急驟，暴下如注，大量出血，稱為「崩」；而病勢較緩，淋漓不絕者為「漏」。崩與漏雖出血情況不同，但在發病過程中兩者常互相轉化，如崩血量漸少，可能轉化為漏，漏勢發展又可能變為崩，故臨床多以「崩漏」並稱。

　　崩漏這病聽起來怪嚇人的，女孩們可說避之唯恐不及。本來月經一個月來一次就已經夠折騰人了，一旦患上崩漏，那不是「屋漏偏逢連夜雨」嗎？女孩身體本來就虛，要是經常流血，還不全身無力、面如紙白嗎？真是傷不起！

　　傷不起，那就得想出治療的法子才行。我們先來看看崩漏到底是什麼原因引起的，中醫認為女子血崩，是因腎臟氣化不固，而衝任滑脫也。意思就是說女性之所以出現崩漏，是因為腎氣虛導致衝脈和任脈不能穩固，不能斂血，進而在月經期使得經血淋漓而出。所以治療崩漏的關鍵就是要解決腎虛，穩固衝任二脈。

　　其實治療崩漏，前人早就有了不少經驗，比如有一位趙女士患上了崩漏，兩個月以來，經血時多時少，淋漓不止，還伴有倦怠乏力、心熱口乾的症狀，弄得她心煩意亂。她嘗試著用黃體酮

及止血藥治療，但是卻沒有明顯效果。後來專家讓她使用太陽灸的療法，結果治療一次，崩漏就停止了。

妳一定想知道這神奇的太陽灸究竟是何方神聖？怎麼個做法？其實也不是很難。先取艾絨 50 克，捏緊呈球狀；鮮生薑 100 克，搗爛與麵粉調和，捏成約 1.2 公分厚度圓餅，直徑較艾絨大 3 公分備用。患者取仰臥位躺好之後，操作者將棉紙（衛生紙亦可）1.5 公分厚，鋪於臍下小腹部，將薑麵餅隔紙置於關元穴上，再將艾絨球置於薑麵餅正中點燃，約 1 小時 30 分鐘左右燃盡。每隔 1 天灸 1 次，連續治療 3 天。

超過 68 例的崩漏患者採用太陽灸治療，有效率超過 95.5%。這種太陽灸為什麼有這麼好的療效呢？首先，關元穴是足三陰經與任脈的交會之穴，為先天之氣海，是養生吐納、吸氣凝神的地方。簡單來說，人體上的關元穴好比中藥人參，可以大補元氣。採用太陽灸關元穴，可使沖、任、督三經並調，使各經脈通暢，振奮臟腑的氣化功能，激發身體陽氣，以達扶正止血之功。艾絨灸本身能使熱氣內注，具有溫煦氣血的作用。艾灸關元穴在中醫上被認為有補腎壯陽的功效。綜合上述的各種因素，太陽灸關元穴正好達到了強腎氣、穩固衝任二脈的效果，從而使身體恢復調經統血的功能。

另外有個食療方，名叫山藥山茱粥，對治療腎虛崩漏十分有用。山藥山茱粥治腎虛崩漏的關鍵在山藥和山茱萸上。山藥我們都很常見，它既可做主糧，又可做蔬菜，還可以製成糖葫蘆之類的小吃。因山藥營養豐富，自古以來就被視為物美價廉的補虛佳品。李時珍《本草綱目》中有「健脾補益、滋精固腎、治諸百病，療五勞七傷」之說；黃宮繡在《本草求真》中說山藥「能潤皮毛，長肌肉……味甘兼鹹，又能益腎強陰」。而山茱萸為山茱

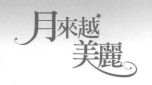
萸科植物的果實,性平,味甘、酸,中醫認為能養肝腎,斂陰止汗救脫,為滋補腎陰要藥,具有止崩、止帶、止汗,以及生津止渴的作用。相信大家看到這裡都明白了,山藥、山茱萸都可以補腎。腎氣足,衝任二脈得到穩固,就治好了崩漏。

當然崩漏雖然大多和腎虧氣虛有關,歷來從腎論治的醫案也是最多的,但是也不能一概而論,它還可能是由血熱或者其他原因所致。所以我們在治療之前需要很好地分辨,比如血熱,往往是身體一向強健,體內陽氣旺盛,卻喜歡吃辛辣、烤製、油炸這些容易上火的食物;或者平時愛生氣,情緒抑鬱,在體內化為火氣,導致血熱。這個時候如果還採用灸關元穴或者吃山藥山萸粥這些滋補腎臟、提高陽氣的治療方法,就是「火上澆油」了。

崩漏雖然聽起來嚇人,但是大可不必聞之色變,有了上面的方子,只要妳有治療的決心,就不是什麼問題。

越吃月健康

✹ 山藥山萸粥

山茱萸 60 克,山藥 30 克,粳米 100 克。做的時候將山茱萸、山藥煎汁去渣,加入粳米,煮成稀粥。每日分 2 次,早晚溫熱食。

補腎益陰，經間期不再出血

中醫把兩次月經之間的陰道出血叫作「經間期出血」，多由腎陰虧虛所致。經間期是衝任陰精充實，陰氣漸長，由陰盛向陽盛轉化的生理階段。若腎陰不足，就會使陰陽轉化不協調，陽氣內動，迫血妄行，因而就出現了經間期出血。月經正常是一種內穩定狀態，這種穩定取決於陰陽的平衡，陰陽就像天平兩端的兩個砝碼，一左一右，只有它們重量相當，天平才會穩定。一旦陰陽失調，天平向一方傾斜，平衡被打破，月經就會「亂來」。血出之後，陽氣外洩，陰陽又趨平衡，所以出血停止，下次週期再次復發。

經間期出血的月經量較少，患者時常感到頭暈腰酸、口乾舌燥。腰為腎之府，膝為骨之屬，腎虛讓骨失去了滋養，所以就會腰膝酸軟。而髓通於腦，腎開竅於耳，陰虛了髓就少，腦髓失充，會感到頭暈目眩也就不足為奇了。再者腎陰虛津液不能上承，所以常常會感到口乾咽燥，小便發黃，大便乾結，這是因為腎主二便，腎陰不足就會使陰液不足，腸道失潤，大便自然乾結，而陰虛內熱致使小便短赤。中醫上講腎陰虧於下，心火亢於上，水火失濟，晚上睡覺就會常常多夢，即使睡的時間夠長，第

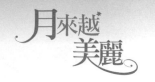

二天起床後仍然會感覺很累。

　　經間期出血可採用艾灸治療。需要找準腎俞、太溪、三陰交及湧泉。腎俞穴是腎的背俞穴，是陰陽同補的穴位，不管是腎陽虛還是腎陰虛，只要是腎臟的問題，都離不開它。太溪穴為足少陰腎經之原穴，原氣所過之處，為腎脈之根。而腎陰是一身陰液之根蒂、先天之真源，其主骨藏精而生髓，取補太溪穴能益陰液補精髓，為滋陰之要穴，用於治療一切陰虛之證，所以用太溪穴全面調節腎經的元氣，效果很理想。同時，單從字面上也好理解為什麼用這個穴位，「太」就是多的意思，「溪」就是溪水，太溪合起來就是溪水很多。調動身體裡這麼多水來滋補腎陰，效果想不好都難。另外，腎俞和太溪相配，屬於中醫裡的「俞原配穴法」，兩強結合自然所向披靡。三陰交的主要功能是調理脾胃，同時，由於它是肝、脾、腎三條陰經的交會穴，用它能夠全面地調動三條陰經的功能，從而發揮滋陰補腎、引火歸元的作用。湧泉是我們身體裡的一個大穴，位於腳心，是足少陰腎經的起始穴，也是人體最底部的穴位。單從穴位名稱上就可以知道，湧泉這個穴位裡的「水」特別多，水如泉湧，所以滋陰補腎的功能特別強。滋陰補腎，湧泉是一個必不可少的穴位。艾灸通過艾條燃燒的熱力給人體以溫熱性刺激，艾灸這些穴位，通過經絡腧穴的作用，以達到月經正常來往的目的。

　　具體操作是：選準穴位，點燃艾條，將點燃的一端靠近需灸穴位，距皮膚 2 ～ 3 公分。根據自身的熱感反應，上下移動，調節溫度，使局部有溫熱感而無灼痛為宜。每次灸 20 ～ 30 分鐘，每日或隔日 1 次，至少連續灸 1 個月。持續數月或長年堅持不懈，必見成效。

　　或許有的女性朋友會覺得不就是腎虛嘛，用得著那麼麻煩

嗎？現在市場上到處都在宣傳補腎的補品藥品，補腎有何難？殊不知補腎要根據自身具體的狀況，是腎陽虛還是腎陰虛，如果用反了，沒有對症下藥，比如腎陰虛的患者吃了補腎陽虛的藥，就會使症狀加重，出現周身發熱、頭昏腦漲、耳痛咽腫等症狀，甚至引發慢性發炎。所以補腎要因時、因人、因地而異，以平和為主，根據不同的季節、體質和氣候，選擇不同的補腎方法。

在這裡，針對我們腎陰虛的女性朋友，提供一道簡單易做的茶飲，即蓮蓬殼紅糖泡茶。蓮蓬殼，又名蓮房，睡蓮科植物蓮的成熟花托，性溫、味苦澀，具有滋腎養陰、固經止血的功效。蓮蓬殼可以自己收藏（秋季果實成熟時，割下蓮蓬，除去果實及梗，曬乾），也可以在藥店購買。持續飲用蓮蓬殼紅糖茶能幫妳解除月經間期出血的煩惱。

除此之外，生活中還要注意飲食合理，營養搭配均衡，起居作息規律，儘量不要熬夜，多曬太陽，有規律地運動等等，這些都是保護腎臟的好方法。千萬不可盲目用藥，聽信一些誇張的廣告宣傳，那樣只會事與願違，甚至對身體造成損害。

越吃月健康

❋ 蓮蓬殼紅糖泡茶

蓮蓬殼 20 克，紅糖適量。將蓮蓬殼放置密閉容器（如高壓鍋）內，微火焙乾，製成粗末，用紗布包上，與紅糖一起放入茶杯中，用沸水沖泡，代茶飲。每日 3 次，連服 6 週。

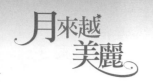

 # 健脾補腎，擺脫激經憂慮

　　女性在懷孕以後，卵巢會停止排卵，月經就不會再來了。但有極少數女性在懷孕早期仍有少量像月經一樣的血液從陰道流出，這種「月經」被稱為「**激經**」。

　　一般來說，女性受孕早期仍按月行經，既沒有不適的症狀，對胎兒也沒有影響，隨著胎兒漸漸成長，月經自然就停止了，對孕婦及其胎兒均無不良影響。這麼一說，女性朋友們是不是覺得提到喉嚨的心又忽然落地了呢？原來是這麼回事啊，沒什麼影響就好，於是就聽之任之。古人雖說激經對胎孕無妨，但需要注意的是，不少孕婦最後會轉為流產，所以還是應積極治療。

　　中醫認為，女性的腎氣不足，脾失統攝是引發激經的主要原因。脾統血，主中氣，其氣主升，氣能攝血，脾氣健旺則血循常道，脾氣虛弱，失其統攝之權，則血不循常道而外溢。而脾的運化，化生精微，必須借助於腎陽的溫煦蒸化，猶如爐薪不熄，始能健運，脾以根於腎陽。簡而言之就是脾腎兩虛。

　　懷孕期間，發現月經跟以前一樣應期而至，不同的只是經量少，經色淡，經質清稀。時時感覺腰膝酸軟，擾人的還有頻繁的小便，這些都是由於腎氣不足所致。

　　腎氣不足多因先天腎陽不足，父母的腎氣不足會直接導致孩子的腎氣不足。此外，縱慾，對性生活不加節制也會嚴重傷腎，因為房事過度，易耗傷腎精，致使腎氣不足。中醫認為，情緒過激，也會傷害到臟腑。對腎而言，最怕的就是恐懼，恐懼過度會導致腎氣不固，氣陷於下，出現大小便失禁的現象。俗話說，「嚇得屁滾尿流」就是因為過度恐懼傷腎而致。如果見過被嚇到的人，妳就會發現，那些受到驚嚇的人往往在瞬間臉色就變得蒼白。從醫學角度來看，那人肯定是腎氣虧虛。其實在生活中這樣的情況時有發生，比如耳聞巨響、目睹怪物、夜做惡夢等都會受驚。類似的事情對於膽小的女性朋友來說更是耳熟能詳。

　　懷孕出現月經，有的女性朋友還會整天感覺睏倦乏力、不想說話、時時氣短。照鏡子的時候會發現自己面色晦暗，這時可要注意了，這說明妳還伴隨脾虛。在日常生活中，脾虛比較常見，飲食不當常常會引起脾虛。比如，現在有的女性朋友常常忙於工作，飢飽無常，不按時就餐，餓了就隨便抓點零食吃；有的飲食偏食，特別喜歡吃涼的、燙的、辣的、香的、甜的等，營養不全面；還有的女性朋友刻意節食減肥，導致營養失衡，這些飲食沒有節制的狀況都會造成脾的損傷，致使脾虛。

　　女性朋友們，瞭解到這些導致脾腎兩虛的因素後，是不是有所啟示呢？身體健康有賴於我們平時的悉心照料，在這裡給女性朋友們提供有效的法門。治療激經最重要的在於健脾補腎。艾灸三陰交、腎俞、關元幫助妳快速有效地達到目的。三陰交穴屬足太陰脾經，它是足太陰脾經、足厥陰肝經和足少陰腎經三條陰經的交會穴，有脾經提供的濕熱之氣，有肝經提供的水濕風氣，有腎經提供的寒冷之氣，是治療女性月經疾病的一把好手。關元穴是任脈經之要穴，為小腸之募穴，具有調理衝任之功效，可以補

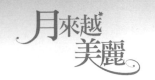

氣固任。腎俞也有調理衝任之效。

操作起來亦很簡單，選準穴位，點燃艾條的一端，距皮膚約 2 ～ 3 公分處施灸。根據自身的熱感反應，上下移動，調節溫度，使局部有溫熱感而無灼痛為宜。灸 10 ～ 20 分鐘，如無明顯不適，每週 1 次或每月灸 1 ～ 2 次，或每月初連續灸 4 ～ 8 天，持續數月或長年堅持不懈，必見成效。

如果妳嫌艾灸麻煩，常常按摩這些穴位也會給妳帶來可喜的效果。按摩手法簡單，用左手拇指指腹揉捻右三陰交穴，以有痠脹感為宜。1 分鐘後再換右手拇指指腹揉捻左三陰交穴 1 分鐘，用同樣的方法按摩關元、腎俞。需要注意的是，孕婦按摩有些禁忌，需避免刺激合谷、三陰交等穴位，但若孕婦有身體不適，則先以治病為主，也就是所謂「有故無隕是也」，只要按摩的力量有所節制，就沒有危險性。

當然，說到健脾補腎，或許首先想到的會是怎麼吃。現在就給女性朋友們推薦一種簡單的吃法——山藥粥。山藥又名薯蕷、山芋等，味甘、性溫，歸脾、肺、腎經，有健脾補肺、益腎固精的功效。

為了孕期健康順利，我們在平時一定要做好護理工作。另外吃一些健脾補腎的食物也是不錯的選擇，比如栗子、紅棗、核桃等。

越吃月健康

❋ 山藥粥

山藥 100 克，粳米 50 克。將山藥刮去外皮切片，與淘好的粳米一起下入鍋中，加適量水，武火燒沸後，改用文火熬至粥稠即可。每日可當早晚餐來食用。

理氣開鬱，月水依然如期而來

「未老先衰」這個詞是每個人的禁忌，尤其是女人。可是現在很多女性還未到絕經年齡（49 歲左右）就絕經了。絕經預示著我們「老了」，這讓年輕的女性朋友怎麼接受得了。

在中醫學上，這種現象叫作「年未老經水斷」，多由心肝脾三經之氣鬱滯引起。氣鬱使腎氣不宣，不能化生腎水，無水則月水自枯，所以就會出現年未老經水斷。

武之望在《濟陰綱目》中說肝藏血，脾生血、統血，可見二者對於全身的血液有調節作用，與月經來潮有著不可分割的關係。

在快節奏的生活中，越來越多的人出現失眠、焦躁、易怒，我們的生活水平在不斷提高，怎麼還會有那麼多人「鬱」火滿腔？她們常感到悶悶不樂、情緒低沉，容易緊張、焦慮不安，多愁善感，經常無緣無故地嘆氣，容易失眠、健忘。這些症狀的出現預示著妳可能肝氣鬱結。肝司疏洩，以氣為用，氣之疏洩，則可使周身之氣機，臟腑之功能活動條達暢茂。若肝氣鬱結，疏洩失司，氣鬱而致諸臟氣機皆不得暢達。氣為血之帥，血之運行，聽命於氣。如果肝氣鬱滯，就不能帥血暢行，血流不暢，從而導致年未老經水斷。

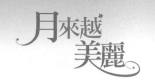
　　為什麼會肝氣鬱結呢？中醫認為「肝屬木、喜調達」，好比一棵樹，喜歡自由自在地生長，不喜歡受到任何的束縛。妳能想像玻璃罩下的樹木會茁壯快樂地成長嗎？所以，不良情緒是引發肝氣鬱結的主要原因。中醫還認為，「怒傷肝」，愛生氣的人一般肝都不是很好，有的人還會出現臉色發紅、頭昏眼花、兩臂麻木、胸膈感覺不舒服等情況，這都是暴怒傷肝的結果。

　　有的女性朋友體形消瘦，還時常不思飲食，偶爾感到噁心嘔吐，常常打嗝，大便秘結，排泄物黏滯，更難受的是排便時感到腹部有脹痛。有這些症狀的女性朋友可要留意了，這些都是脾氣鬱滯引起的。因為脾與胃互為表裡，氣滯於脾，胃失和降，受納不及，氣逆於上，讓人不思飲食，常常噁心想吐，打嗝，正如張璐的《張氏醫通》所說，「噯氣皆屬胃中窒塞，氣不宣通，上迫而出也……」，脾氣鬱滯，氣機不暢，不得宣達，胃失通降，大腸傳導失司，糟粕內停，不能下達，所以大便秘結。尤在涇曾說過便秘是「氣內滯而物不行」，又因為體內食積，下注大腸，那麼瀉下物黏滯不爽也是意料之中的事，氣滯腹中，排便時就會感覺到腹部脹痛。

　　引起脾氣鬱滯的因素也是我們常常在生活中極易忽視的。很多女性朋友常常由於工作或者家庭瑣事，到了用餐時間卻無暇吃飯，在有時間吃飯的時候狼吞虎嚥一通，有的是在吃飯的時間覺得不餓，索性不吃，等到餓了就暴飲暴食。這樣不規律飲食加大了脾胃正常運作的壓力，從而導致脾胃運化功能失調，常常造成脾氣鬱滯。另外，中醫還認為，「脾主思」。那些想太多的人可能不會明白，到了飯桌邊上，也只是扒幾口飯意思一下的原因其實是「思傷脾」。

　　這麼看來，引起年未老經水斷的來頭不小，「將相」都出馬

了。面對它們，我們需要拿出足夠的勇氣和強大的武器去和它們一決勝負。

按摩選取中極、合谷、地機、三陰交、太衝這些穴位，療效確切且操作簡單。中極穴為任脈足三陰經之會。合谷為大腸經原穴，本穴物質由三間穴的水濕雲氣匯聚而成，性溫、量大、覆蓋範圍廣，能大量地自發氣化蒸發，氣化蒸發之氣可擔當起充補大腸經整條經脈氣血的作用。地機為脾經之隙穴，是本經經氣深集的部位，具有較強的行氣活血之功。三陰交穴在足太陰、厥陰、少陰三經交會處，故名三陰交，歸屬足太陰脾經，為足三陰經之會穴，是治療婦科病、血證以及與肝脾腎三臟相關的男女生殖、泌尿系統疾病之常用穴。太衝為足厥陰肝經之原穴，肝經真氣之所匯，是足厥陰脈所注之輸土穴，又是足厥陰肝經之原穴，其性下降，善於疏瀹開導，既能平肝息風、清熱降逆，又能養血柔肝、和肝斂陰，對改善和調節肝臟功能、清除肝臟功能失常所產生的病理證候有一定的功效，為治療肝之臟病、經病的要穴。所以按摩這些穴位對治療氣鬱引起的經水斷絕有很好的療效。具體操作是仰臥，用手掌重疊放在腹部中極穴處，順逆各揉 36 下。之後再用拇指指腹和其餘四指，按揉左右側合谷穴各 36 下，然後用拇指指腹按揉地機和三陰交各 36 下，最後用拇指端點按左右足背太衝穴各 36 下。指力要協調，以有痠痛感覺為宜，注意不要弄破皮膚。每天按揉。

此外，**蘿蔔粥**也是很好的解鬱食療方。蘿蔔生味辛、熟味甘，性溫，入脾、肺二經，寬中下氣，消化宿食，尤其適用於脾氣鬱滯的女性朋友。蘿蔔粥取材少，做法簡單，更值得一提的是，長期服用還可以令人面淨肌細，達到美容的意外功效。

情緒變化對人體功能的影響很大，情緒會牽動妳的五臟，《黃

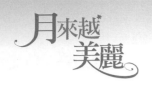

帝內經‧靈樞‧口問》中就說道：「悲哀愁憂則心動，心動則五臟六腑皆搖。」中醫說「怒傷肝，喜傷心，憂悲傷肺，思傷脾，驚恐傷腎」，七情與五臟的關係由此可見一斑。所以我們要注意自己的情緒調節，平時也應多吃一些具有疏肝理氣、清肝洩熱以及健脾益氣功效的食物，如芹菜、茼蒿、西紅柿、蘿蔔、橙子、柚子、柑橘、苦瓜、綠豆、綠豆芽、金針菜等。當然，不是只有現代人才會「鬱」火滿腔，古來便有「女子傷春，男子悲秋」的記載，可見「鬱」不僅古已有之，而且還與季節有著密切的關係，所以為了自己的健康一定要守護好心情，不要陷入「傷春」、「悲秋」的泥淖。

越吃月健康

❋ 蘿蔔粥

鮮蘿蔔 250 克，洗淨切碎，同粳米 100 克煮粥；或用鮮蘿蔔搗汁和米同煮。宜每天早晚溫熱服食，有消食、解鬱、理氣之功能。

年老經水復行之「驚」

前些日子，鄰居一位阿姨閒來無事跟我聊天，其中提到「好事」居然又來了。這位阿姨年過五十，據她所說，已絕經好幾年了，現在突然造訪，甚是「驚喜」，難道這些日子越活越年輕了？其實仔細推敲，就可以知道，這位不速之客的到來可謂是有「驚」無喜。為什麼這樣說呢？

一般來說，女性 50 歲左右就會絕經，絕經後又出血的狀況中醫稱為「年老經水復行」，多因肝不藏血、脾不統血、氣不攝血所致。血生化於脾，總統於心，藏受於肝。靠心氣鼓動運行循環不息，靠肝臟調節而供應臟腑組織器官或貯存，靠脾氣統攝循行於脈中而不外溢。

原來，血的正常運行需要肝脾心三者的共同維護。肝藏血，是指肝有儲藏血液和調節血量的作用。肝如同「血庫」一般，能夠貯藏一定的血液，以供人體活動所需，發揮其濡養臟腑組織、維持相應功能作用，以制約肝的陽氣過度升騰，使肝的疏洩功能沖和條達。肝臟同水庫一樣有儲水和控洩的功能，除了儲藏血液還能調節血液循環，它依據身體之需，調節循環血量。當人們處於安靜休息或睡眠狀態時，身體所需血量減少，部分血液回流入

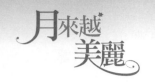

肝，並儲藏起來；而當人們在工作或劇烈活動時，身體所需血量增加，血液則由肝臟輸送到經脈，以供全身各組織器官所需。正如王冰在《注黃帝內經素問》中所說：「肝藏血，心行之。人動則血運於諸經，人靜則血歸於肝臟。」肝的疏洩與藏血功能，相輔相成，共同維持肝的儲藏血液與調節血量的作用。當然，「肝屬木，木氣沖和調達，不致過鬱，則血脈通暢」。肝的這種作用是在肝健康的情況下才能得以正常發揮，一旦肝臟出現問題，血液運行也相應受到影響。如果肝氣鬱滯或者肝氣虛弱就會導致肝不藏血，疏洩失常，那麼年老經水復來就不難想像了。

脾不僅能生血，還能攝血，具有生血、統血的雙重功能。「脾統血」是說脾有統攝血液的作用，血液在經脈中運行，除心氣推動外，還需要脾氣的維護才不致溢出脈外。就好比妳用繩子綁了一個沙袋，然後掄起來，讓沙袋圍著妳的手繞圈，這個時候，妳的手要用力，要把繩子使勁地握在手裡，這樣沙袋才不至於飛出去，這個手就好比是我們的脾，沙袋就好比是我們的血液，脾需要有力氣，才能統攝血液，讓它在正常的軌道中運行，如果妳鬆手了，好比是脾氣虛了，會怎麼樣呢？沙袋「嗖」地飛走了，也就是血液跑出經脈的正常軌道，出血了，即脾不統血了。脾虛則不能攝血；脾化血，脾虛則不能運化，都是血無所主，因而脫陷妄行。不論是因脾一向虛弱，或因飲食所傷，或勞倦思慮傷脾，或久病耗傷脾氣，均可使脾氣虛弱。

中醫有「血為氣之母，氣為血之帥」之說。血無氣的統帥和推動，就無法到達身體需要的地方，氣是血的統帥，統帥有力，血就會聽指揮。一旦統帥的力量減弱，血就會擅自做主，溢出脈外來。這就是我們常說的氣虛。

血的正常運行，就像一輛汽車在道路上行駛，脾猶如汽車的

引擎，肝就好比道路，心氣就是那導航，良好的引擎、通暢的道路及準確的導航，三者協調一致，汽車才能在軌道上穩健駛向目的地。要使這輛汽車在中途不出什麼岔子，一直平安地行駛下去，我們要做些什麼呢？由前面的介紹可以瞭解到我們需要調肝健脾益氣。

用艾灸法既簡便易行，效果又明顯且無副作用，可選取關元穴、氣海、脾俞、足三里、三陰交、隱白。關元穴是小腸的募穴，為男子藏精、女子蓄血之處，是足太陰脾經、足厥陰肝經、足少陰腎經與任脈的交會穴，統治足三陰。氣海穴居腹部，為生氣之海，補氣要穴。脾俞穴的功能是健脾利濕，為脾的保健要穴。足三里為足陽明胃經之合穴，具有補益脾胃、調和氣血的強大功效。三陰交屬足太陰脾經，是足太陰脾經、足厥陰肝經和足少陰腎經三條陰經的交會穴，可以同時調理人體脾、肝、腎的氣血。隱白穴是足太陰脾經上的一個重要穴位，刺激隱白穴有健脾統血、補中益氣的功效。艾灸這些穴位可以借助灸火的熱力，給人體以溫熱性刺激，達到強健肝脾、補中益氣的功效，從而讓月經歸於正常。具體操作是艾條點燃後，距穴位皮膚 2～3 公分進行熏烤，以使穴位局部溫熱紅暈，又不致燒傷皮膚為度。每穴灸 10～15 分鐘，每天 1 次。

此外，常吃紅棗可以補益氣血，它素有「百果之王」的美譽。在這裡，給大家推薦薏仁紅棗茶。薏仁又名薏苡仁、苡米、苡仁，既是常用的中藥，也是普通、常吃的食物，性味甘淡微寒，有健脾去濕的功效。紅棗性味甘溫，具有補脾胃、生津液的功效，為補養佳品。常喝薏仁紅棗茶可以益氣健脾。

大自然中，萬事萬物都遵循一定的生長規律，春生夏長秋收冬藏。人也一樣，隨著年齡越來越大，人的身體各種機能都在逐

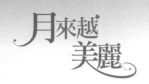

漸地退化，身體越發脆弱，這時候隨時都可能遭遇到各種小毛病的侵擾，所以更需要我們精心呵護。我們可以艾灸與食療同用，這樣會獲得更迅速、確切的療效。平時生活中注意保持健康的心態，與人多交流，飲食上也可以多吃一些疏肝健脾益氣的食物，如南瓜、扁豆、紅棗、桂圓、核桃、栗子、牛肉、豬肚、鯽魚、草魚、鱔魚等。

越吃月健康

❋薏仁紅棗茶

薏仁 50 克、紅棗 25 克。把薏仁與紅棗（去核）混合入鍋，注入適量清水一起煮至軟爛即可。

第 七 章
經期不適調理方案

我們身邊女性如有易變易怒的脾氣，或許經常會被開玩笑地形容為「月經來了」，但這可不是沒有根據的，因為女性在月經前幾天真的會易變易怒。女性在一生中經歷過幾百次月經，而在經期間最令女性煩惱的，就是伴隨月經來潮時所帶來的身體不適，從軀體到心靈都像墜入了煉獄，經受著種種不適的折磨。現在，告訴妳一個幫助妳脫離「苦海」秘密，身體自備的大藥——穴位。

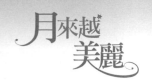

 # 補充氣血，經期頭痛不用愁

常說「女子以肝為本」、「腎為先天之本」、「脾為後天之本」，所以經期頭痛與我們的肝、腎、脾有著緊密的聯繫。如果女性朋友們老是愛生氣，或者悶悶不樂，則很容易引起肝氣鬱結型的經期頭痛。這種頭痛感覺錐刺或脹悶跳痛，疼痛就固定在某一處，是氣不暢達，血行無力，最終導致的脈絡瘀滯。經常熬夜，不注意休息的女性朋友，往往會引起肝腎陰虛型頭痛，這種頭痛感覺頭脹發麻，同時還伴有咽乾口燥、潮熱、耳鳴等現象，有一種被勒著的感覺。平素體質比較虛弱，穿著又過於單薄的女性，往往會造成陽虛，在受涼後會更加嚴重。

不過無論是肝氣鬱結、肝腎陰虛，還是脾腎陽虛所導致的頭痛，對於大多數女性來說，氣血虧虛都是最主要的致病因素。女性行經期間，經血大量流失導致氣血虧損。氣血虧損導致血氣運行不暢，血瘀則不通，不通則痛，如果不及時治療，就會轉化為週期性或是其他類型較為嚴重的頭痛。治療這種頭痛，從根本上就應當治療氣血虧虛。按摩三穴補充氣血便是治療經期頭痛的最佳選擇。

三穴是什麼呢？首先是足三里這個穴位。足三里穴是女性的

後天之本，每天按揉，人體就會像裝了雙核的處理器一樣，運行起來提升質量和速度，自然也就氣血順暢了。人體的前額和眉棱骨屬於陽明經，足三里便是陽明胃經的合穴，其矛頭直指頭痛。每天早上 7 ～ 9 點是胃經經氣最旺盛的時候，妳可以按揉兩側足三里穴 3 分鐘。

　　如果在按摩足三里穴的同時，加以按摩太陽穴和印堂穴，效果則更加顯著。太陽穴是大家都熟知的一個穴位，也是治療頭痛的特效穴。許多人頭痛時會自然而然地去按揉太陽穴以獲得緩減。印堂也是治療頭痛的一個關鍵穴位，一直到現在，民間都保留著在印堂穴處揪痧治頭痛的治療習俗。

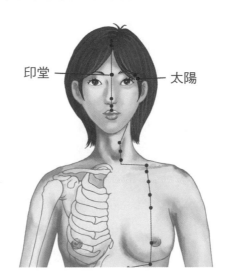

印堂　　　　　　　　　　　太陽

● 太陽穴在耳郭前面，前額兩側，外眼角延長線的上方。印堂穴位於前額部，當兩眉頭間聯機與前正中線之交點處。

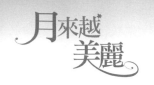

　　按摩時要使用分推法，拇指分別抵住兩側太陽穴，其餘四指從額頭正中向兩側分推，再逐漸往外移動，直到髮際的地方，然後在太陽穴和印堂穴上用力點按。月經前 7 天開始，同時分推前額，按揉太陽穴和印堂穴 2 分鐘，直至月經結束，對於緩解經期頭痛大有益處。

　　這樣，氣血順暢了，頭痛便自然而然地消失了。

　　凡事貴在堅持，「三天打魚，兩天曬網」的做法是不行的，畢竟穴位按摩要持之以恆才能發揮真正的保健作用。

　　穴位作用確實不小，如果經前我們還能多注意一下自己的情緒變化、飲食情況，效果將會更好。參茸燉雞塊可說是非常適合經期頭痛女性朋友的一道美食。

　　參茸燉雞塊有雙補氣血的功效。人參性微溫，味甘、微苦，有補氣固脫、補血、調和氣血、補氣、養血、抗疲勞、抗衰老、提高身體免疫力、調解血壓的功效。鹿茸是雄鹿密生茸毛、尚未骨化的幼角，是一味珍貴的中藥，有很好的滋補作用，對改善睡眠和飲食、減少疲勞、提高身體免疫力、增強心血管功能、益氣補血有很好的功效。雞肉有補益五臟、治脾胃虛弱、益氣補血的功效。因此吃參茸燉雞塊是治療經期頭痛的上好選擇。

　　最後還要提醒的是，每位女性朋友在月經期總會無緣無故地鬱悶，總好像有些不滿需要宣洩。這個時候，千萬要自己先穩住，不要「殃及池魚」！儘量多去戶外走走，呼吸新鮮空氣，保持經前心情愉快。另外，晚上不要熬夜，不要吃生冷的東西，睡一個美美的覺。

　　經期頭痛，是很多女性朋友為之恐懼的問題，但如果能夠持續按照上面的方法來調理，那我們還怕什麼呢？

越吃月健康

✿ 參茸燉雞塊

人參 10 克，鹿茸 3 克，雞肉塊 150 克，鹽適量。首
先將人參、鹿茸、雞肉塊洗乾淨，然後一起放入砂鍋
中，加水適量，用文火燉 3 小時，用鹽調味即可。分
次服用，便可治療經期頭痛。

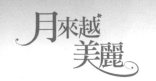

 # 學會穴位刮痧，刮去經期身痛

俗話說「病來如山倒，病去如抽絲」，在生活中不管大病小病，如果真的遇到了，給我們帶來痛苦便是在所難免。就拿身痛來說吧，女性的發病機率要遠遠大於男性，這與女性獨有的生理特點有關，而經期身痛更是困擾很多女性朋友的問題。

生活中有一些女性朋友在月經來潮前後或行經期間，會渾身肢體關節麻木、酸楚、重痛難忍，月經乾淨以後這些症狀也隨之逐漸消失，到下次月經週期又會發作。這樣伴隨月經來潮而呈週期性發作，並以身體疼痛為主症的疼痛便是「經期身痛」。

中醫認為，經期身痛的發生，多由氣血不足所造成。生活中我們也有這樣的體會，好端端的一個人，一轉眼的工夫，就會覺得兩隻胳膊麻得抬不起來，就像晚上睡覺時不小心被壓麻了一樣，這就是典型的氣血不足。月經期間如果經常感覺肢體關節麻木，那就說明妳氣血虧虛，需要補氣血了。還有一些人，除了麻木，還會有酸痛的感覺。不通則痛，這說明人體內有經絡阻閉、氣滯血瘀的現象。其實細細觀察，這些人常常體質比較虛弱，平素吹個風、淋點雨，就很容易中招，一旦到了月經期，身體會變得更加虛弱，再加上經血下流不暢，疼痛就會變本加厲地折磨

人。從這裡可以看出經期身痛的根本原因還是氣血虛弱。

此時簡便易行的穴位刮痧便是最佳選擇。

首先要刮命門穴和腎俞穴。命門穴屬督脈，腎俞穴經屬足太陽膀胱經。刮此二穴能夠益火壯陽、溫散寒濕、舒經通絡。然後刮腹部的關元穴和中極穴。關元穴是任脈的要穴，「衝任同源」，所以關元穴能夠同時調理任脈與衝脈。關元被譽為「第一性保健大穴」，古人認為它是男子藏精、女子藏血之處，能培補元氣、腎氣。中極穴經屬任脈，系足三陰、任脈之會。刮這兩個穴位調補衝任，通調人體陰經氣血。再刮小手臂背側的手三里穴和位於手背部的合谷穴。手三里穴與合谷穴同屬手陽明大腸經，刮此二穴能調理腸胃、疏風通絡。接著再刮位於小腿內側的三陰交穴和位於大腿內側的血海穴。三陰交穴之名意指足部的三條陰經中氣血物質在本穴交會，本穴物質有脾經提供的濕熱之氣，有肝經提供的水濕風氣，有腎經提供的寒冷之氣，三條陰經氣血交會於此穴。血海穴屬足太陰脾經。故刮血海、三陰交能養血活血、榮利關節。接著刮小腿外側的足三里穴和陽陵泉穴。足三里穴是「足陽明胃經」的主要穴位之一，亦是合穴，它具有調理脾胃、補中益氣、通經活絡、疏風化濕、扶正祛邪之功能。陽陵泉穴是筋之會穴，為筋氣聚會之處。刮此二穴能養血益氣、柔筋止痛。最後刮的是位於足背的太衝穴和行間穴。太衝穴是肝經的原穴，是人體足厥陰肝經上的重要穴道之一，行間穴肝經的水濕風氣由此順傳而上。本穴物質為大敦穴傳來的濕重水氣，至本穴後吸熱並循肝經向上傳輸，氣血物質遵循其應有的道路。刮這兩個穴位能疏肝理氣、活血通經。

刮痧時，我們一定先將刮痧油塗抹在穴位處，然後再用刮痧板進行刮拭，以免刮傷。刮腰部穴位的時候採用俯臥體位，刮腹

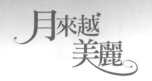

部時改用仰臥體位，刮四肢的時候可以採仰臥體位或坐位。手法要由輕到重，由近及遠。每個穴位刮 3 ～ 5 分鐘，以局部感覺發熱，刮痧部位出現痧疹和痧斑為度。刮合谷穴的時候，可以用刮痧板的一角來點揉該穴位。在進行第二次刮痧調理的時候最好是等第一次的痧退去再刮。

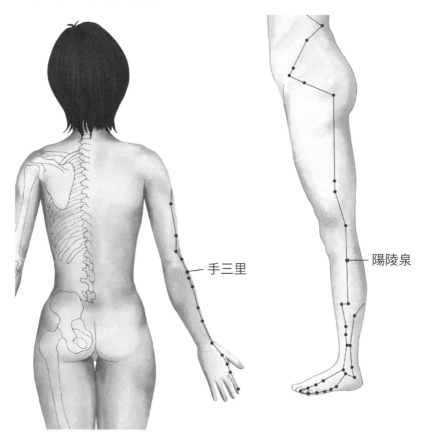

手三里

陽陵泉

● 手三里穴在前臂背面橈側，當陽溪穴與曲池穴的連線上，肘橫紋下 2 寸。陽陵泉穴在人體的膝蓋斜下方，小腿外側之腓骨小頭稍前陷中。

經過刮痧治療，經脈通暢了，氣血調順了，身痛自然而然也就消失了。

　　當然除了穴位刮痧療法外，再配以食療方法，效果就更明顯了。

　　玫瑰櫻桃粟米粥是最好的選擇！

　　玫瑰花在中醫藥寶庫中，具有較高的藥用價值。玫瑰花味甘，性溫、無毒，入肝、脾經，有行氣解鬱、活血散瘀和利氣、止痛的功效。而櫻桃的藥用價值在中醫學中也廣有記載：「櫻桃味甘、平，澀，性微溫，能調中益氣，多食可美顏，美志性。」而《本草綱目》說它「調中，益脾氣，令人好顏色，美志。止泄精、水穀痢」。蘭茂的《滇南本草》說它能「治一切虛證。能大補元氣，滋潤皮膚」。粟米味甘、性微寒，入肺、大腸經，具有滋陰養血的功能。故玫瑰櫻桃粟米粥具有利氣行血、散瘀止痛的功效，每日早晚服用，便可治療經期身痛。

　　眾所周知，在中外歷史長河中有許多偉大的女性，她們就像璀璨的明珠一樣點綴歷史的畫卷。而今在社會的舞台上，每個女性都能找到展現自己的舞台，千萬別讓經期身痛成為羈絆我們腳步的繩索。

越吃月健康

❋ 玫瑰櫻桃粟米粥

玫瑰花 5 朵，櫻桃 50 顆，粟米 100 克。將尚未完全綻放的玫瑰花採下，輕輕撕下花瓣，用清水洗淨；將櫻桃去蒂清洗乾淨；再將粟米淘洗乾淨，放入鍋中，加 1,000 克水，用大火燒沸後轉用小火熬煮成稀粥，再加入洗乾淨的玫瑰花、櫻桃，稍煮即成。

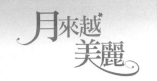

 # 太溪和照海，巧為經期「降溫」

　　發燒是生活中較為常見的疾病，它不僅影響正常的學習、生活，更是我們健康的一個巨大潛在隱患。就發燒的發病機率來說，女性要遠遠大於男性，這與女性獨有的生理特點有關。而經期發燒更是困擾許多女性的難題。那麼月經期間發燒又是怎麼回事呢？

　　從中醫的角度來看，經期發燒大部分是陰虛所致。人的體質有陰陽之分，陰陽本來是平衡的，陰虛了，自然陽氣就比較亢盛，陽亢的時候就會發燒。就好比夏日，雨水適中的時候，人也不會覺得太難熬，一旦雨水過少，就會讓人覺得燥熱不安。如果陰虛體質的女性又恰逢月經期，陰虛的現象就會更嚴重一些。因為在人體內，血是屬陰，行經流出的經血，其實也是體內陰液的一部分。所以這個時候，陰虛體質的人更容易陰虛，更容易發燒。

　　那麼，怎麼來判斷自己的情況究竟是不是陰虛所致的經期發燒呢？一般連續低燒不退，或者退了又燒，燒了又退，反反覆覆；手腳心總覺得很燙，尤其在晚上睡覺的時候，常常燙得難以安然入睡；月經量也總是很少，如果這樣的狀況連續出現 3 個週期及以上，便是陰虛導致的經期發燒了。

　　虛則補之，我們要做的就是補腎陰、降虛火。按摩太溪穴和照海穴是一個不錯的方法。

　　太溪穴是腎經的原穴，能夠清熱生氣、滋陰益腎。很多人在按揉太溪穴的時候，沒什麼感覺，尤其是身體虛弱的人，更是什麼反應都沒有，而且一按就凹陷下去了，這說明這裡的氣血不足。相反地，有一些人一按就很痛，痛就說明有瘀血，造成局部不通，不通則痛。所以，按揉太溪穴的時候，不痛的一定要把它揉痛，痛的要把它揉得不痛。這樣才會氣血充足，經絡暢通。

　　太溪是腎經的原穴。原穴能夠激發、調動身體的原動力，但調動起來後一定要把它儲藏起來，即儲藏到湧泉穴，這樣妳才有健康的根基。所以像每天搓腳心、做金雞獨立、泡腳之類的保健方法，其目的就是為了打通腎經，引火歸原。

　　揉太溪在滋陰清熱的同時，還有另外一個功效，就是補益腎氣。因而也可以緩減和治療一切由腎氣虛弱所引起的足跟痛。

　　降虛火要選照海穴，它既是腎經的穴位，同時又是八脈交匯穴，上連腦下連腎，可以引上炎的虛火下行。同時照海穴在奇經八脈中屬陰蹺脈，與足少陰腎經交會，既能補益又能清熱。為什麼叫照海？有什麼寓意嗎？照，照射的意思；海，就是大水的意思，就是腎經的經水在此大量蒸發。如果這個穴位出了問題，人的腎水減少了，就會造成腎陰虧虛，引起虛火上炎。

　　在按摩這個穴位的時候，最好做到閉口不說話，在感覺到嘴裡出現津液時，要嚥到肚子裡去。一般來說，點揉 3 ～ 5 分鐘後就會感覺到喉嚨裡有津液出現，疼痛也會隨之緩解。古代修煉家都講究煉津化精，津液生發多了，人體的腎精自然就會充盈，客觀上也發揮了滋陰固腎的作用。閉口不說話，並沒有什麼玄機，只是為了使生發的津液易於滋潤周身經脈。陰蹺主人一身的水

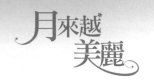

液，交會於照海穴，既滋腎清熱又能通調三焦，所以揉按照海穴會激發腎中精氣，引水液上行，滋潤身體，虛火得到腎水的滋潤則下行，故而降虛火。

在每天下午 5 ～ 7 點按揉兩側太溪穴和照海穴各 3 分鐘，再用手指從太溪穴向照海穴推 10 次左右。這個時間是腎經流注的時間，此時調理可以發揮事半功倍的效果。只要持續按摩，體溫很快就恢復正常了。

再配以食療方法，效果不在話下。百合雞子黃湯就是最佳選擇。這是張機的《金匱要略方論》裡記載的，從漢朝流傳下來的食療藥方。

百合是滋陰潤肺、清心安神的，為陰虛不安所常用。趙學敏在《本草綱目拾遺》中記載：「清痰火，補虛損。」而所謂「雞子黃」就是蛋黃，性味甘、平，歸脾、胃經，可補肺養血、滋陰清熱，用於氣血不足、熱病煩渴等，是扶助正氣的常用食品，具有補陰益血的作用。這味湯專門針對陰虛所導致的虛熱，還可以潤肺美容。

經期發燒、心煩氣躁是很多女性朋友為之恐懼的問題，但有了百合雞子黃湯，我們還怕什麼呢？

越吃月健康

✳ 百合雞子黃湯

雞蛋 1 顆，將雞蛋打碎去蛋清取蛋黃，將其放入碗中攪勻。選用 7 枚鮮百合，掰成一瓣一瓣，用清水泡一夜，等泡出了白沫，再把水倒掉。放入鍋裡，加清水燒開，再用慢火煮 30 分鐘，然後倒入攪勻的蛋黃，等再次沸騰以後，放點冰糖調味即可。多次服用便可治療經期發燒。

揮一揮刮痧板，調好脾胃止腹瀉

談起腹痛洩瀉，恐怕人人都不陌生。經期腹痛洩瀉更是很多女性揮之不去的夢魘。

有些女性月經來潮前後或者每次月經期間都會出現腹瀉的情況，洩時小腹疼痛，嚴重時連腰都直不起來，一天洩了多少次連自己也數不清楚，有時是溏便，有時則像水一樣，有時甚至將進食的食物完全排出，弄得整天暈暈乎乎的，沒有精神，吃飯也不香甜，經淨時洩瀉也停止了，這便是「經期腹痛洩瀉」。

這是什麼原因造成的呢？中醫認為經期腹痛洩瀉主要是因為脾腎虛弱導致的。肖賡六在《女科經綸》裡曾有這樣的記載：有一個婦人每次經行時，首先會先瀉 2 ～ 3 天，然後才會來月經，醫生為她診脈，說她是因脾虛造成的。脾主血屬濕，化水穀，如果平素就脾氣虛弱，到了經期脾血注入血海，脾氣會更加虧虛，從而運化水濕的能力也大大減弱，水濕滲入腸胃就會造成洩瀉，而腎主開闔、司二便，如果先天體質不太好，腎氣虧虛，經行期間同樣會使腎氣更虛，氣化失調，開闔失司，也會造成經期腹痛洩瀉。

簡便易行的穴位刮痧可為我們解決這一難題。

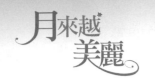

　　首先要刮脾俞穴、腎俞穴和命門穴。為了避免刮傷，第一步便是塗抹刮痧油，然後手握刮痧板，使刮痧板的一側邊緣接觸皮膚，再由遠及近輕輕向同一方向刮拭。脾俞穴擔任將脾臟濕熱之氣由此外輸膀胱經的任務；腎俞穴經屬足太陽膀胱經，擔任外散腎臟之熱之功；命門穴經屬督脈，接續督脈氣血。刮此三穴健脾補腎，扶陽止瀉。

　　刮完了脊背，我們再刮腹部。手握刮痧板，在已塗完刮痧油的神闕穴、氣海穴、關元穴處由遠及近輕輕刮拭，刮拭時和背部一樣，用刮痧板的一側邊緣接觸皮膚，反覆向同一方向輕輕推刮。神闕穴經屬任脈，收降濁氣；氣海穴經屬任脈，生發陽氣；關元穴經屬任脈、系三陰、任脈之會，小腸之募穴。刮此三穴調衝任，益命火，壯腎陽，以助溫養脾胃腐熟水穀之功，屬治本之法。

　　然後刮膝蓋部、小腿部和足部。膝後膕窩的陰谷穴益腎調經，理氣止痛；小腿前側的足三里穴是「足陽明胃經」主要穴位之一，亦是合穴，它具有調理脾胃、疏風化濕、扶正祛邪之功能；小腿內側的三陰交穴經屬足太陰脾經，系足太陰、厥陰、少陰之會。刮這三個穴位時使刮痧板的一側邊緣接觸皮膚，刮痧板與皮膚呈 45 度角左右，再向同一方向輕輕推刮。最後我們用刮痧板的一角輕輕點揉足內側的公孫穴。公孫穴是足太陰絡脈，是十五絡脈之一，亦是八脈交會穴。刮這四個穴為散寒除濕從而止瀉。

　　刮痧時，每個穴位刮 3 ～ 5 分鐘，以局部感覺發熱，刮痧部位出現痧疹和痧斑為度。注意刮的時候手法一定要輕，在進行第二次刮痧調理的時候最好等第一次的痧退去以後再刮。

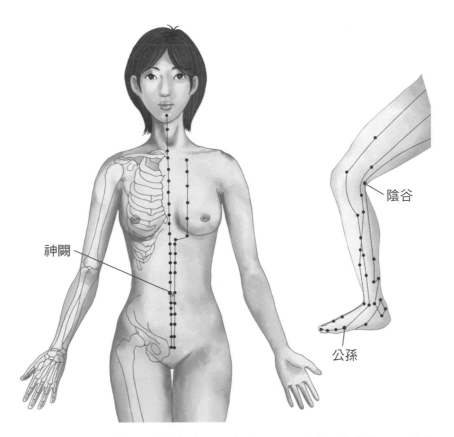

神闕

陰谷

公孫

● 神闕穴位於肚臍中。陰谷穴位於膕窩內側,屈膝時,當半腱肌肌腱與
半膜肌肌腱之間。公孫穴位於人體的足內側緣,當第 1 蹠骨基底部的
前下方。

　　經脈通暢,氣血調順了,濕濁之氣化了,腹痛洩瀉自然而然
也消失了。

　　簡便易行的穴位刮痧一定為妳帶來不錯的療效吧,那麼妳還
想不想配以美味可口的食療方呢?

　　栗子糯米粥就是不錯的選擇,它不僅能溫腎、健脾,止瀉的
功效很棒,而且簡便易做。

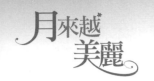

栗子是我們生活中常見的堅果，可以入藥。傳統的中醫學認為，栗子味甘、性溫，入脾、胃、腎經，可以補腎氣、強筋骨、健脾胃、止瀉痢等。糯米味甘、性溫，有補虛、補血、健脾暖胃等作用。栗子營養豐富，與糯米合熬成粥，每天吃一小碗，經前 7 天開始食用，連吃 7 天，對於腎脾兩虛證引起的經行腹痛洩瀉有很好的調理作用。除此以外如果家有老人，一起服用此粥，還可以治病強身、益壽延年。

雖然栗子糯米粥香濃可口、醇厚鹹鮮、風味獨特、治病強身，但不可過量食用。栗子「生極難化，熟易滯氣」，糯米性黏滯，難於消化。過量食用，容易出現腹部不適或疼痛、飽脹、燒心等不良現象。另外，栗子性質溫熱，熱結便秘、腸燥便秘者不宜食用。

當然除了穴位刮痧和食療之外，在平時的生活中還要保持心情愉悅，做到性情開朗，另外注意保暖，飲食清淡，多喝開水，少吃瓜果，忌飲各種冷飲。做到了這些，經期的腹痛洩瀉基本上是可以避免的。

越吃月健康

✿ 栗子糯米粥

栗子 30 克，糯米 50 克，食鹽少許。首先將栗子洗乾淨逐個去殼，在案板上剁成米粒大小的顆粒，研成粉末備用。接著將洗乾淨的砂鍋放在火上，加入清水用大火燒開，放入洗乾淨的糯米煮粥，待粥半熟時，加入栗子粉與食鹽，改小火煮，熬至黏稠狀即可。

水道與陰陵泉，讓經期不再浮腫

　　日常生活中，妳有意無意的行為都可能導致浮腫。就像晚上睡前喝多了水，早上起來眼皮腫了；逛了一天街，晚上坐下來時發現原本合身的褲子、鞋子突然間緊了；當我們的身體攝取味道過濃的食物時，便往往需要伴以大量開水，如果身體不能適當地排出這些水分，也很容易發生浮腫。甚至有的女性在月經的來時候也會發生浮腫。

　　有些女性朋友在月經期出現眼瞼腫脹、發亮光，面部總覺得緊繃，手指也有腫脹感，做什麼都覺得不那麼靈活，穿鞋還緊腳，用手按壓足背及踝部皮膚時，還會出現凹陷，而且常常會伴有腹痛、經量少、有小血塊的現象。這不僅使我們的形象大打折扣，還使我們身心備受病痛的折磨。

　　這是什麼原因造成的呢？中醫認為女性經期浮腫主要是由於脾腎陽虛造成的。脾為水之制，腎為水之本，脾主運化，腎主開闔，如果脾腎失調，就會導致水濕蘊聚，氾濫橫溢，從而造成身體浮腫。經行期間，氣血失和，脾腎的調節更是受到阻礙，水濕無以運化而造成了經期浮腫。就好比我們平時引水澆花的水管一樣，只有水管完好無損才能順利把水引到要澆的地方，倘若水管

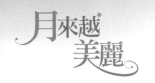

中間有一節被什麼東西堵住了，水流就不再暢通；又或者有一節破損了，那麼此時水就會從破損處溢出來，弄得遍地都是，而我們也無法順利澆花了！

我們的身體也是一樣，諸濕腫滿，全取決於脾，而腎又是胃的關卡，如果關門不利，聚水就會從這兒流出來。這時候我們要做的就是疏通水管，補破損之地。

穴位按摩可以幫助我們解決這一難題。首先我們要按的是氣海穴，按摩這個穴位的時候，可平躺在床上，先用手掌揉摩腹部約 3 分鐘，以局部溫熱為度。接著將力度深入內部，用拇指揉按氣海穴。氣海穴經屬任脈，主治繞臍腹痛，水腫鼓脹。人們常常會提到「氣沉丹田」，這裡所「沉」的「丹田」就是氣海穴。據古書記載，這個地方是人體的原陽之本，經常按摩氣海穴，能夠促使經脈氣血正常運行。接著再按摩水道穴，水道穴屬足陽明胃經，水道，即水液通行的道路。顧名思義，本穴就是將大巨穴傳來的地部經水，循胃經向下部經脈傳輸，因此本穴為胃經水液通行的道路。只有道路通暢了，經水才能暢通無阻。接著我們再用拇指點按陰陵泉穴，陰陵泉穴是足太陰脾經之合穴，健脾祛濕的功效最強，而在脾經上最容易被水濕堵塞的部位就是這個穴位，所以改善脾系統的問題非它莫屬。

這 3 個穴位結合起來按揉，對於暢通脾腎陽虛造成的水濕之氣、益腎調經、通經活絡，功效非同小可。脾腎功能恢復了，體內經水暢通無阻了，身體自然而然不會浮腫了。

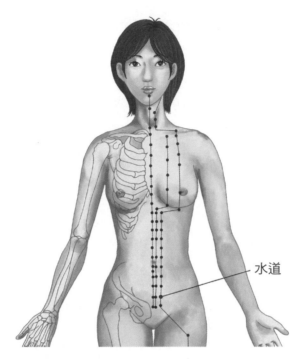

水道

● 水道穴在下腹部，當臍中下 3 寸，距前正中線 2 寸。

　　按摩時要調整心態，保持心情舒暢，在月經來潮前 1 ～ 2 天就開始。揉摩腹部時採用仰臥位，按摩腿部時可以採用仰臥位，也可以採用坐位。

　　除了穴位按摩，如果能在平時的飲食中略加注意，效果會更好，冬瓜鯉魚湯可謂利水消腫的最佳選擇！

　　冬瓜味甘、淡，性涼，入肺、大腸、小腸、膀胱經，具有消除水腫、脹滿等功效。它利水消腫的功效可謂是人盡皆知，許多女性朋友通過熬冬瓜湯或者涼拌冬瓜來減肥，道理就在於此。鯉魚味甘、性平，入脾、腎、肺經，有補脾健胃、利水消腫的功效。曾有歌訣這樣讚揚鯉魚的強大功效：「鯉魚甘平脾腎肺，消腫下氣還利水，腳氣咳嗽乳不流，水腫脹滿黃疸退。」每天早晚服用

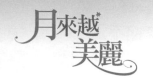

冬瓜鯉魚湯具有益氣健脾、利氣消腫、補血養陰的功效。

　　生活中有很多女性都會遇到經期浮腫這一現象，這時可以適當地按摩氣海穴、水道穴、陰陵泉穴，也可以喝點冬瓜鯉魚湯。當然了，平日也要注意一些精神上的養護，人的外在形象往往會受內在精神影響，如果能保持一種積極向上、健康快樂的心態，身體上也會慢慢地表現出來，不管是身體還是生活都會呈現一派陽光燦爛的模樣。

越吃月健康

❀ 冬瓜鯉魚湯

冬瓜 250 克，鯉魚頭 1 個。首先將冬瓜洗乾淨，去皮切成塊，將冬瓜皮切碎，放入紗布袋中，紮緊袋口以備用。再將鯉魚頭洗乾淨，在沸水鍋中焯一下，然後再放入砂鍋，加足量的水，並放入冬瓜皮紗布袋，用大火煮，待煮沸後加入料酒，並改用小火煨煮 30 分鐘，取出冬瓜皮紗布袋，再加入冬瓜塊，繼續用小火煨煮，鯉魚頭、冬瓜爛熟即成。

兩個妙招，趕走經期「瞌睡蟲」

「經行嗜睡」是醫學上的用詞，又稱「經行多寐」、「週期性睡眠過多症」等，就是指女性每次月經前後，或者在月經期中，不分是白天還是黑夜，老是想睡覺，而且睡眠極淺，一點動靜就醒來，醒來後又想睡覺。有的女性雖然記不清每次來月經的具體日期，可因為有經行嗜睡的特有症狀，就成了一個例行的信號，到了時候自然就知道月經又要來潮了。

在月經來潮的時候，女性身體睏乏，稍想睡覺也不能算是病。因為經期是女性最脆弱的時期，身體上的不適也影響到心理，女性這個時期更敏感脆弱，經期就很容易嗜睡。但是如果大睏特睏，不分白天黑夜，不分場合，上班的時候想睡覺，蹲廁所的時候想睡覺，坐公共汽車的時候也想睡覺，甚至連走路的時候也想睡覺，那就有問題了，必須想方設法找到「解睏」大計才行。

對於經期嗜睡症，醫生和專家早就有過各種研究了，結果發現一個現象，出現經期嗜睡的症狀和女性的體質稟賦有一定的關係，比如體胖、浮腫的女性，或平時飯量較小、大便偏稀的女性，就特別容易在經期出現嗜睡的症狀。從中醫來看，這些人的身體狀況都跟脾臟出了問題有關。《類經·藏象類》說：「脾主運

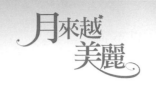

化，胃司受納，通主水穀」，這裡所說的「運化」包括對食物的消化吸收和水液的代謝運輸功能。我們吃的食物以及喝水，都需要轉換成營養並運輸到身體各個需要的器官，才能使我們的身體有條不紊地運行。脾可說就是運輸機。但是如果脾虛則運化功能減退，引起水濕停滯；水濕的停滯，又反過來影響脾的運化。如此一來，會導致飲食減少，形成胃脹不能消化、大便溏洩，進而肢體睏倦。如果女性脾虛濕困，在月經來潮的脆弱時期，就會特別睏倦，總是想要睡覺。

那有什麼辦法對付脾虛濕困呢？這裡教大家一個簡單的推拿方法。先在風池和風府穴用指腹部（拇指或中指或食指、中指、無名指）做輕緩旋揉的節律性動作。操作時腕部放鬆，擺動前臂，帶動腕和掌指，揉動時需蓄力於指，吸定在操作部位。手法宜平衡，不需過強刺激。然後在足三里與三陰交穴位處以同樣的手法按揉，但是強度要稍大一些。每穴推拿 3 分鐘，一天 1 次即可，直到好轉。

為什麼推拿這四個穴位，而不是其他地方呢？這是有一定道理的。首先看風池穴。風，指穴內物質為天部的風氣，池，屯居水液之器也，指穴內物質富含水濕。所以風池穴就好比是一個去濕加熱器，別的地方傳來的水濕之氣，經過這裡之後就變成了陽熱風氣，輸散於頭頸各部。再說風府穴。風，指穴內氣血為風氣，府，就是府宅的意思。古人之所以叫這個名，是因為發現督脈傳來的陽氣，在此吸濕化風。因此，推拿這兩個穴位會發揮去濕化風、醒腦開竅的作用，讓人的睡意一下子就除去了。所以，我們平時睏了累了都會習慣性地揉或單擊後頸上靠近小腦的這兩個穴位。足三里可以燥化脾濕、生發胃氣。三陰交穴在肝、脾、腎三者經脈交匯處，經常按揉此穴對肝、脾、腎有保健作用。推

拿足三里穴和三陰交穴則是直接針對脾虛和脾濕的，發揮健脾除濕的作用。正因為以上的按摩功效，直接對付了脾虛濕困病因，所以對治療女性經期嗜睡會有很好的效果。

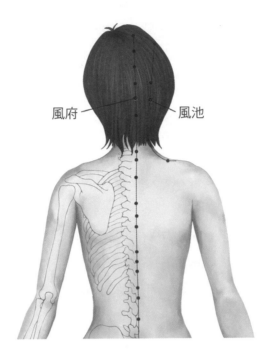

風府 —　　　　　— 風池

● 風池穴，足少陽膽經穴，在項部，當枕骨之下，與風府穴相平，胸鎖乳突肌與斜方肌上端之間的凹陷處。風府穴，督脈穴，在項部，當後發際正中直上 1 寸，枕外隆凸直下，兩側斜方肌之間的凹陷中。

　　前面我用了穴位推拿的辦法，那還有沒其他的簡單安全而又實用的方法呢？有，食療。如孫思邈在《備急千金要方》主張：「為醫者，當須先洞曉病源，知其所犯，以食治之食療不癒，然後命藥。」就是說治病最好是先選擇食療，如果不能治好，再用藥。我們都知道「是藥三分毒」，所以食療是更加安全的治療方法。

　　這裡我給大家推薦鵪鶉山藥粥。這個方子中的鵪鶉雖然大家

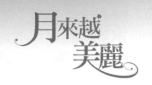

很熟悉，但是對於它的藥效妳可能並不十分瞭解。從中醫學角度來看，鵪鶉肉味甘、性平、無毒，歸脾、大腸經，有消腫利水、補中益氣的功效，其藥用價值被視為「動物人參」。《本草求原》說它「補土續氣，調肺利水濕。治腹大如鼓，瀉痢，疳積。」對營養不良、體虛乏力、頭暈、浮腫、瀉痢、肥胖症、動脈硬化症都有很好的療效。山藥我們也經常吃到，味甘、性平，入脾、肺、腎經，具有健脾補肺、益胃補腎、寧志安神等作用。《本草綱目》說它「益腎氣，健脾胃」，主要治療脾胃虛弱、倦怠無力、食慾缺乏、久洩久痢、皮膚赤腫、肥胖等病症。

綜合起來看，鵪鶉山藥粥確實可以很好地達到健脾祛濕的效果。再加上營養豐富、味道鮮美，惹人直流口水，妳一定會非常喜歡吃。

現在妳左手有推拿，右手有食療，足可以將經期嗜睡的「瞌睡蟲」給趕跑了。平時還要注意運動，堅持不懈，身體強健了，精力也會更加充沛。到時候，該工作的時候工作，該睡覺的時候睡覺，妳的生活也就會變得井然有序。

越吃月健康　❋ ■鵪鶉山藥粥

粳米 100 克，鵪鶉肉 300 克，山藥 50 克，另外準備薑 3 克，大蔥 5 克，鹽 2 克作為調料。首先山藥洗淨，去皮，切成丁；然後把粳米淘洗乾淨，用冷水浸泡半小時，撈出，瀝乾水分；接下來將鵪鶉去毛及內臟，洗淨去骨，把鵪鶉肉切成小碎塊；將蔥薑洗淨分別切末、絲備用；再將粳米、山藥、鵪鶉肉同放鍋內，加入約 1,000 毫升冷水，先用旺火燒沸，最後改用小火慢煮，至米爛肉熟時，加入薑絲、蔥末、鹽，調味，即可盛起食用。

溫灸隱白與太溪，經期安穩好眠

　　每月一次的月經來訪本來就讓諸多女性頗感疲憊，如果再加上幾天幾宿輾轉反側、失眠多夢的折磨，更會讓女性瞬間花容失色，甚至變得暴躁不安。

　　經期失眠是讓一些女性朋友倍感頭疼的事，去看醫生吧？過了這幾天它也就好了，似乎不值得去醫院「白跑」一趟；不看吧，每個月的這幾天都彷彿是在受刑，在煎熬，讓人痛苦不堪。女人就是想得太多，這麼矛盾，也是這麼堅韌而頑強。

　　其實，像這些問題，如果女人能夠對自己身體多一些瞭解，多一些關愛的話，是完全可以幫助自己妙手回春的。

　　睡得好不好與人的心血有關，心血充足睡眠就好，就會睡得安穩，睡得踏實，一覺醒來神清氣爽；相反，心血不足的人睡眠品質就會相對較差，躺半天睡不著，或者一有動靜就很快會被驚醒，還有的人整宿都在做著各式各樣的夢。大家都知道，月經來潮的時候，經血是下行的，此時，如果妳的體質比較虛，而且是陰血不足或脾腎兩虛的那種，就有可能因經血下行而使妳身體的氣血更加不足。「心血」這個詞，我們拆開來理解，就是心是要靠血來養的，當血不足以養心的時候，就容易發生經期失眠這樣的

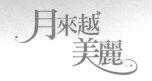

病症。

　　那麼怎樣來檢測自己是不是陰血不足或脾腎兩虛呢？如果總是臉色蒼白、經期短、血量也少，還容易眩暈、煩熱的話，那妳就有可能是陰血不足了。如果平日裡還有消化不好，身體也比較瘦弱，以及腰膝酸軟、容易疲勞，抵抗力不強，經常生病的話，那就是脾腎兩虛了，脾虛的女性朋友在來月經的時候，還有一個特點就是經量大，嚴重甚至會發生崩漏之症。

　　對於這種情況引起的經期失眠，我們可以艾灸兩個穴位——隱白、太溪，藉此激發蘊藏在我們身體裡的治病良藥。

　　隱白是脾經上的一個重要穴位，它主管脾經通向心的經別，隱白最主要的功能是止血，對於脾虛所引起的月經量多有很好的緩解作用。因為隱白是足太陰脾經脈氣所發，脾為統血之臟，在這裡施以艾灸有著健脾統血的功效，因而這個穴位也是歷代醫家治療血崩症的常用穴位。

　　艾灸這個穴位的時候，可以先灸一側，然後再灸另一側。每日可灸 3 ～ 4 次，每次懸空灸 15 ～ 20 分鐘，以周圍皮膚顏色轉紅並感覺烘熱為度。待病症好轉後可再繼續灸 1 ～ 2 天，以鞏固療效。灸治時間可以確定在辰巳這兩個時辰裡（上午 7 ～ 11 時）進行。施灸的時候可能會感到小腹部原有的緊繃拘急或空虛感消失，心情也隨之變得開朗，睡眠漸漸好轉。

　　太溪是腎經的原穴，也就是腎臟元氣居住的地方。從穴名還可以看出「太」是大的意思，腎水從湧泉出來，流到太溪這個地方，就聚成大溪了。所以，這個穴位長於滋陰補腎、通調三焦，說白了就是一個大補穴，凡是腎虛引起的各種症狀，都可通過刺激這個穴位收到明顯的效果。當我們用手指按在這個位置上時，就可以馬上感覺到這裡動脈的跳動。古代很多名醫面對病重的病

人，就用這個穴來「補腎氣，斷生死」。

每晚酉時（17 ～ 19 時）腎經當令的時候，用艾條灸雙足太溪各 20 ～ 30 分鐘，可以通過艾的溫熱作用，滋補腎陰、調補腎陽。也可以用按摩的方法，用拇指指腹按揉對側太溪，也可以使用穴位按摩棒或光滑的木棒按揉，力量要柔和，不可過大，以免傷及皮膚，以感覺痠脹為度。每次 3 ～ 5 分鐘即可，兩側交替進行。

除了艾灸，平日飲食中也可以做一些調理，比如經常熬一些枸杞桂圓粥來吃，每天吃兩三次，經過一段時間，身體就會有所改善。

枸杞，在醫學普及的今天，可以說其滋陰補腎的強大功效已為大眾所知，對於腎比較虛的朋友是很好的食品。為了增強補腎的效果，我們還可以加入黑芝麻，中醫裡一直都在講「黑入腎」，腎不太好的朋友或者年老體虛的朋友要多吃黑五類食品，黑芝麻就是其中之一。桂圓益氣補血，既入脾經又入心經，因而既能健脾益胃、補氣養血，還有助於寧心安神，對於經期失眠的女性朋友而言再合適不過了。紅棗，這個大家都知道，女人要多吃棗，補養氣血、補脾益胃的功效很好，同時，細心的朋友可能還會發現，在很多食療藥膳中，桂圓和紅棗經常會搭配著一起來吃，這也是因為它們兩個搭配在一起，能夠產生「1 + 1>2」的功效，補養效果會更好。由這幾味食材一同組合而成的枸杞桂圓粥，色味俱佳，補養周全，對於各種原因引起的經期失眠都可以發揮非常不錯的調理作用。

人生在世，難免要遇到一些不如意的事情，就比如我們人人都渴望健康，但難免就會有疾病降臨。這時候最好能夠依舊保持一個平和淡然的心態，坦然接受，認真面對，盡力解決，別說一個小小的經期失眠，就是再大的問題也都會迎刃而解。

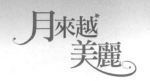

越吃月健康

✳ 枸杞桂圓粥

枸杞 10 克，桂圓肉 15 克，紅棗 20 顆，炒研過的黑芝麻 20 克。把這些材料和粳米一起放入鍋中，慢慢熬煮成粥。最後在粥熟的時候加入適量的紅糖調味服食，

伺候好肝胃，經期不再嘔吐

提到女性嘔吐，相信不少人都會想到孕吐。但是有一些女性在每月一次「大姨媽」造訪期間也會發生噁心嘔吐，吃不下東西，甚至吃下去很快就會吐出來。曾經遇過一個患者，她每次來月經的第一天都會特別難受，上午小腹脹痛，中午吃飯時就開始上吐下瀉。沒吐出來的時候，頭暈乏力，吐完了，人也就清醒了，但這一天她始終什麼東西都不敢吃，而且也沒有食慾，這就是很典型的經期嘔吐。

引起經期嘔吐的原因很多，但臨床中最為常見的還是肝胃不和，女性因肝胃不和而導致的疾病太多了。什麼是肝胃不和呢？人體的五臟本來是正常運行的，肝主疏洩，胃主受納，各司其職。可是當人經常生氣或者悶悶不樂的時候，就會對肝臟造成不良影響，這樣肝的疏洩功能就會出現問題，肝氣不順暢，疏通發生了障礙。在中醫五行裡有「肝屬木」、「胃屬土」、「木克土」之說，肝出了問題，很快就會波及到胃，緊接著就出現各式各樣的胃部疾病，比方說我們這裡談到的嘔吐。一般來說，女性心思都較為細膩，對各種問題也較為敏感，情緒波動較大。一旦遇到不順心的事情很容易惱怒生氣，或者鬱鬱寡歡，甚至在心裡憋氣

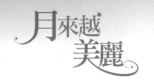

很多天都想不開，這樣肝氣就會鬱結，不暢達，當來月經的時候，氣血要下注到子宮，肝的陰血就會變得更加不足，疏洩失調會更為嚴重，影響到胃就出現了經期嘔吐的現象。

對於這種情況，最重要的就是要疏肝理氣，讓肝氣暢通。怎麼樣疏肝呢？這裡有一個最簡便也最有效的方法。在肝經上有一個非常重要的穴位，只要經常按揉，就會使肝氣得到很好的梳理，這個穴位就是太衝穴。該穴是足厥陰肝經的原穴，經常按揉，可以使肝氣不再鬱結，心情開朗舒暢。按揉的方法是用拇指或中指指腹點揉，點揉的力度要均勻、滲透，以有痠痛感為佳。早晚各一次，每次點揉 3 ～ 5 分鐘，兩側太衝穴交替點揉。

在疏肝理氣的時候我們還要做一件事情，就是和胃降逆，只有將胃氣降下來，嘔吐才會好。這裡介紹治療嘔吐的幾個特效穴——內關、足三里、中脘及胃俞，這四個穴位相配伍是和胃止嘔的好辦法。內關為手厥陰經的絡穴，手厥陰經脈下膈而歷絡三焦，可宣通上、中、下焦之氣機，平復沖逆之氣，所以內關穴可寬胸理氣，降逆止嘔，是止嘔的經驗要穴，無論是哪種原因引起的嘔吐，用它皆屢試不爽。足三里是胃經上的一個要穴，對脾胃有著非常重要的意義，可調理胃腸氣機，通降胃氣而止嘔。胃俞、中脘，分別為胃的背輸與腹募，合用可祛胃中邪毒而降胃氣、止嘔逆。將這四個穴位聯合起來治療嘔吐，不得不說是一場「雙強連手」的戰役。下面就具體介紹一下各個穴位不同的按揉方法。

按揉內關穴時，可以用一隻手的拇指尖按壓另一側的內關穴，當感覺穴位處有痠脹感時，慢慢加大壓力至能耐受之極限，並改按壓為按揉，持續 3 ～ 4 分鐘，然後逐漸改為輕揉手法，1 ～ 2 分鐘即可，可左右手交替進行，也可以讓家人朋友幫助同時按揉

兩側內關。

足三里穴不太好找，找到以後，用拇指按壓揉搓，力量由小到大，當出現痠、麻、脹或觸電樣傳導感時，說明取穴正確，這時就可以放心地進行按揉了。方法可選上下按揉、旋轉按揉、點壓按揉等。一般每次按揉 10 ～ 20 分鐘，每天 3 ～ 5 次。

按揉中脘穴，最好是平躺在床上，自然呼吸，用左手的掌心緊貼於中脘穴上，然後將右手掌心重迭在左手背上，雙手同時稍用力，按照順時針或者逆時針的方向畫圓推動，揉按 30 ～ 50 次。手掌按摩完畢後，再將右手拇指按在中脘處，適當用力揉按 1 分鐘。

胃俞在背部，取穴時要坐著或者站立，用兩手中指按在穴位上，拇指可以附著在肋骨上作為支撐，用力按揉 30 ～ 50 次；或握拳用食指中指關節突按揉穴位；或握空拳揉擦穴位 30 ～ 50 次，至局部熱感。

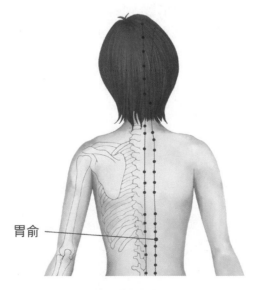

胃俞

● 胃俞穴位於背部，當第 12 胸椎棘突下，旁開 1.5 寸。

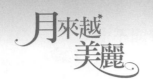

　　一開始給大家介紹的那位女患者，經期嘔吐的時候，一整天都不敢吃東西，吃了就吐。但是這個時候身體虛弱，如果再不吃東西的話，身體的抵抗力會更差，也更容易感染其他疾病。像這種情況，再推薦一種湯品，既可補充能量，還可吃了不吐，叫做「蘇連羊肉湯」。

　　此湯因紫蘇葉、黃連與羊肉而得名，紫蘇葉氣味辛香，能夠入氣分，特別善於理氣，凡是胸中憋悶或者鬱結不舒的都可以給予很好的治療。黃連，入肝、脾、胃經，有薑黃連和萸黃連兩種，都可以止嘔吐，但萸黃連對於肝胃不和所引起的嘔吐有更突出的治療效果。羊肉作為一種眾所周知的補品，可以溫中補虛，對於反胃也可以發揮很好的緩解作用。

　　經期嘔吐在一些朋友看來可能覺得沒什麼，挺一挺也就過去了。但這裡衷心地告誡各位朋友：這樣的忍耐要不得，這是健康對妳發起的警報，說明身體已經亮起了健康的紅燈，妳需要停下來好好調理一番，妳的這份堅持，也許在不久的將來會帶給妳更大的病痛。「防微杜漸」，及早發現及早調理，才是我們對自己身體最大的負責與關愛。

越吃月健康

❋ 蘇連羊肉湯

紫蘇葉 5 克，黃連 1.5 克，羊肉 250 克。先將紫蘇葉和黃連一起煎煮成藥湯，然後濾去藥渣，再用藥湯小火燉煮羊肉，待羊肉爛熟後，用這個湯泡上素餅一起食用就可以了。

經期口糜惱人，艾灸食療效果好

說到口糜，相信很多人都經歷過，這個看似普通的症狀，發作起來卻會讓人抓狂。有人形容口糜就像岩漿流過的地方一樣，凹凸不平，明明潔淨舒適的口腔此時出現口舌紅腫、糜爛生瘡，嚴重時不得不摒棄美味可口的食物，整天餓著肚子。而經期口糜更是令很多女性朋友聞之生畏。

那麼，引起口糜的原因究竟是什麼呢？

中醫認為，口糜發生於口舌，總的原因是熱。舌為心之苗，口為胃之門戶，因此經行口糜的病機多與心、胃二經有關，主要是陰虛火旺、熱乘於心所導致的。素體陰虛，腎精不足，或熱病之後陰津耗傷，月經期間陰血下注，營陰愈虧，虛火內熾，熱乘於心而致經行口糜。有的人平時喜歡吃辛辣或膏粱厚味食物，就會造成胃腸蘊熱，胃熱熏蒸，月經期間陰血下注，衝脈氣盛，胃熱挾沖氣上逆，灼傷口舌，從而引發為經期口糜。

治療經期口糜的重要方法是補陰虛、降胃火。怎樣用簡單的方法來解決問題呢？穴位艾灸是最佳選擇。首先我們要灸的是屬足少陰腎經的湧泉穴，腎經發源於湧泉穴，「湧泉」顧名思義就是水如泉湧，水是生物體進行生命活動的重要物質，水有澆灌、滋

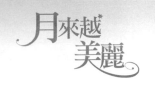

潤之能且水能滅火，艾灸湧泉穴不僅補陰虛，又降虛火。

　　另外，經常鍛鍊湧泉穴還有很多好處。平時用熱水泡腳之後，不要急著睡覺或者做別的事情，坐下來按摩按摩湧泉穴，給自己做做足療，還可以防止食慾缺乏、呼吸系統疾病、五官疾病，幫助發育期的孩子長高。

　　灸完了湧泉穴再灸足三里穴和三陰交穴。足三里是胃經當中最重要的穴位，也是人體的第一大長壽穴位。如果把胃經比喻成行軍打仗中的「糧草部隊」，那麼足三里穴就算是這裡面的「將領」了。灸它不僅可以健胃降火，連胃的一些其他問題（像胃火、胃炎等）都可以得到緩解。三陰交是足太陰脾經、足少陰腎經、足厥陰肝經的交會穴，也可以說是交通要塞。灸三陰交穴可以同時調整三條經絡的經氣，火氣大的人體內總有一些濕熱之氣，口乾舌燥的，平時總是口渴想喝水，灸這個穴，可以很妥善去火。另外有痛經的女性朋友也可多按按三陰交穴，疏通經脈，減少疼痛。

　　艾灸時可採用坐位，定準雙側湧泉穴用艾條熏灸。當皮膚有灼燙之感時，再調整艾條與穴位的距離，再灸 5 ～ 10 分鐘，以皮膚出現紅暈為度。灸三陰交和足三里時，可熏灸 5 ～ 10 分鐘。每天可灸 2 次，等症狀有所緩解後，每隔 3 天灸一次，5 次為一個療程。

　　當然，艾灸後的調養也是不可小覷，楊繼洲的《針灸大成・灸後調攝法》記載：「灸後不可就飲茶，恐解火氣；及食，恐滯經氣，須少停一二時。」除了飲食上的注意以外，還應選擇入室靜臥，遠離嘈雜的人群和煩心的事，遠離色慾，平心靜氣。

　　艾灸就像冬天坐在暖爐邊烤火一樣，可以以烤火的形式疏通經脈，讓人體恢復到健康的狀態。由於施灸的這三個穴位是人體

的三大要穴，所以不僅可以治療經期口糜，同時也可以增強身體免疫力。

口糜的毛病往往影響生活，但很多人由於生活、工作方面的原因，很難閒下來專門去治療，而口腔又是我們進食的重要之地，口糜嚴重時根本無法進食，這樣一來，營養跟不上，必然會導致身體虛弱。這裡給大家推薦一道靚菜，既有補陰虛、降胃火的作用，還有利於口糜患者進食，對我們的身體還有很好的滋養作用，它就是枸杞里肌片。

枸杞味甘、性平，歸肝、腎經，具有滋陰補腎的作用。另外枸杞的果實狀如寶石耳墜般的紅潤，奪目燦爛，惹人喜愛，長期服用，還具有抗癌保肝、生精益氣、使人益壽延年的作用。里肌肉味甘、鹹，性平，入脾、胃、腎經，具有補虛、滋陰、潤燥利二便和止消渴的功效。菊花腦甘、涼，不僅營養豐富，而且有清熱解毒、調中開胃、降血壓之功效，適宜於胃熱心煩、便秘口苦。故枸杞里肌片對陰虛火旺、虛火上炎引起的經期口糜有很好的療效。

經期口糜讓不少女性朋友備受折磨，面對許多美食，常常是垂涎三尺，卻不能舉手投箸，痛痛快快吃一場，為此鬱悶煩躁的壞心情也會使身邊的人跟著遭殃。那麼現在有了穴位艾灸和食療雙管齊下，妳就再不用擔心經期口糜的侵襲了。

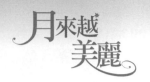

越吃月健康

❋ 枸杞里肌片

枸杞 30 克，里肌肉 250 克，菊花腦 30 克，蔥花、薑末、植物油、麻油、濕澱粉適量。將枸杞、裡脊肉、菊花腦洗乾淨，里肌肉切片。將洗乾淨的炒鍋放置火上，加入植物油、蔥花、薑末，等到出香味的時候投入里肌片，待里肌肉炒透後，加入菊花腦，用濕澱粉勾芡，淋入麻油和枸杞，再煮片刻即可。

巧用婦科特效穴，去除經期煩躁

　　很多女性朋友在月經期間總是情緒不穩定，煩躁、愁悶、抑鬱、多疑，雞毛蒜皮的小事也與人爭吵；也不能很好地工作、學習和料理家務；夜晚又會為白天的事情懊惱不已，難以入眠；自己拚命想要控制自己，可是大腦卻怎麼也不聽使喚，控制不住，這樣往往會給家庭生活帶來不愉快，甚至影響家庭和睦。

　　中醫認為女性在月經週期中存在情緒波動的問題，尤其是在月經前和月經期間，情緒十分低落，抑鬱或脾氣暴躁等，其實全是心血不足惹的禍。有些女性本身心血不足，月經時大量氣血又被派到衝任，這樣心血就更虛了，而心主管神志，心是將軍，神志是它旗下的軍隊，如果心這個將軍自身都衰弱了，自然也就無法好好地掌控神志這些軍隊，所以會造成軍隊混亂，產生情緒上的波動，或低落、焦慮。這時補充氣血、安神定志就可以避免經期的情緒波動。

　　那麼此時該怎麼治療呢？穴位艾灸會為我們解決這一問題。首先灸手腕處的神門穴，一般灸 3 ～ 5 分鐘，以皮膚發熱為度，兩側交替進行 2 ～ 3 次即可。神門穴是心經的原穴，具有補心氣、養心血的功用，對於心血不足引起的情緒不良有很好的安神

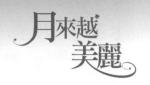

定志作用，可以治療心煩氣躁等疾病。同時，它對失眠也有很好的療效，好好按揉幾下神門穴，便可以保妳一宿高枕無憂。

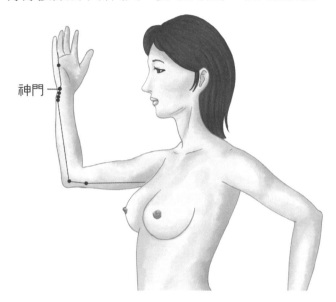

神門

● 神門穴位於腕部，腕掌側橫紋尺側端，尺側腕屈肌腱的橈側凹陷處。

　　然後灸三陰交穴，三陰交穴能夠扶正培元、通經活絡、升降氣機，它是足太陰脾經、足厥陰肝經和足少陰腎經的交會穴，可以同時調理人體脾、肝和腎的氣血。其中脾化生氣血，統籌血液，肝藏血，腎精生氣血。女人只要氣血足，肝氣順暢，諸如月經不調、經期脾氣暴躁等通通消失。其次三陰交穴還有「女三里」之稱，是婦女病的特效穴，艾灸三陰交穴還可以為女性朋友帶來「與眾不同」的好氣色。

　　灸時可以直接用艾條在穴位處熏灸，灸到局部皮膚發紅，如果感到疼痛可以上下移動艾條，以不燙傷皮膚為度。

　　晚上睡覺之前，做做腹部按摩，也很有好處。左手掌心放在右手背上，把右手掌心放在肚臍下方，做順時針環形按摩 1 ～ 3

分鐘，以皮膚發熱為佳，可以溫經散寒，調理氣血。

穴位作用不小，但經前還要多注意自己的情緒變化，經期更要設法穩定自己的情緒。

除了穴位艾灸，平時還可以經常喝點玫瑰花茶。女性平時常用玫瑰花泡水喝，有很多好處。在月經期間情緒不佳、易怒、臉色黯淡等症狀，常喝玫瑰花茶都可以得到一定的緩解。

中醫認為，玫瑰花味甘、性溫，最明顯的功效就是理氣解鬱。再者玫瑰花的藥性十分溫和，經期喝點兒玫瑰花茶，能夠發揮溫養人心肝血脈、舒發體內鬱氣，鎮靜、安撫、抗抑鬱的功效。在工作和生活壓力越來越大的今天，即使不是月經期，我們也可以多喝點玫瑰花茶，以安撫、穩定情緒。

此外，玫瑰花茶還有行氣活血、化瘀、調和臟腑的作用，女性朋友平時多喝點玫瑰花茶，還可以讓自己的臉色同花瓣一樣變得紅潤起來。

在泡玫瑰花茶的時候，可以根據個人口味，調入冰糖或蜂蜜，以減少玫瑰花的澀味，加強功效。但是玫瑰花茶最好不要與茶葉泡在一起喝，因為茶葉中含有大量的鞣酸，會影響玫瑰花疏肝解鬱的功效。

當然除了飲食，著裝習慣也需要大家注意，尤其是天冷的時候，愛漂亮的同時，防寒保暖也很重要。尤其在月經來的時候，要注意經期衛生，睡眠充足和精神愉快是必不可少的。

日子雖然是越過越好，但是，女人保養的主題永遠不會變，月經關係著女人一生的幸福和健康，與其花大量的時間和金錢，不如從小事做起，防微杜漸，不讓衰弱和疾病找上自己。內心充滿善良、溫柔、期望，妳一定能活出優雅的自己。

第 八 章
關注月經，
讓美麗一生綻放

千百年來，女人的美麗可謂融進了諸多非凡的詞彙。然而《黃帝內經》的「藏象學說」中一語道出了女子的美顏真諦：「養於內、美於外」。意思是說，真正的美是由內而外的美，若臟腑功能失調，氣血不順、精氣不足、陰陽失調，膚色就容易暗沉，易產生色斑及皮膚浮腫鬆弛。養好氣血，調好月經，可以讓女性一生都由內而外煥發出健康美麗的迷人氣息。

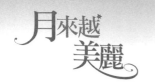

 # 月經若正常，痘痘了無痕

　　大家對痘痘深惡痛絕，因為它讓面部每一個部位都可能爆發「驚喜」，特別是在「青春不再洋溢」的年齡裡。很多細心的女性朋友都會發現，每次月經來潮，臉上總會莫名其妙地多出一些痘痘，但是月經結束之後，痘痘就會明顯地減少了，難道說痘痘也是有週期的？

　　在中醫學中，青春痘也叫痤瘡。中醫認為，青春痘是體內陽盛血熱，肺胃蘊熱上蒸頭面、血熱瘀滯所致。由於人體內血熱瘀滯，內分泌失調，使人體最終陽盛化火，入舍於血，熱灼脈絡，使脈絡受阻，造成體內毒素沉積，長期得不到有效的排泄。當內分泌失調的時候，月經也容易出現失常狀況，這些身體失調的症狀也會在臉上表現出來，那就是痘痘。月經是身體排泄垃圾非常重要的途徑，所以說月經不調是痘痘旺盛生長的溫床，而月經過後痘痘就會好很多。

　　有的女性朋友愛吃甜食，有的則對油炸食物青睞有加。由於飲食不知節制，貪吃甜食或油膩食物，或者吃得過飽，食積胃腸，蘊鬱化火，上蒸心肺，就會出現肺胃蘊熱。肺胃蘊熱達到一定程度必然要找出口散熱，此時腸胃積食，熱火只好上蒸頭面，就會滋長出惱人的痘痘。

　　一些女性朋友身體內向來血熱偏盛，如平時怕熱，不懼冷，吃辛辣食物易上火，血液也因此偏熱，熱久則血液水分不足，氣血因而瘀阻，進而蘊阻肌肉、皮膚，從而出現皮膚生痘的情況。就像交通大道上行駛的汽車，需要紅綠燈的調節才能實現通暢有序，一旦哪個路口指示燈出現了問題，必定會出現堵塞，引起交通混亂。人體正常的血液循環是身體健康的重要保證，牽一髮而動全身，血熱瘀滯一導致個別地方的不暢通就會影響到整個血液循環大系統。不但月經不準時，而且由此招致而來的痘痘也會如雨後春筍一般。情緒激動或抑鬱，在體內化為火氣，加熱血液或者是長時間在非常熱的環境中工作抑或是在炎熱的季節暴曬過度，出汗過度，沒有補充水分，久渴，失水，都會造成血熱。

　　治療方法如下。

　　拔罐療法。取大椎、肺俞，膈俞、胃俞。大椎穴內可通行督脈，外可流走三陽，為調整全身機能要穴，能主宰全身陽氣，具有解表退熱、溫經活絡、通陽散瘀等功效。肺俞穴具有宣肺、平喘、理氣的作用，可防治肺功能失調所引起的病症，是肺的保健穴。膈俞穴屬足太陽膀胱經，刺激該穴可發揮養血和營作用。胃俞穴有和胃理氣、化濕消滯之功，是增強後天之本——胃氣——的保健要穴。拔罐法可以疏通經絡、袪除瘀滯、行氣活血、拔毒瀉熱，所以，在這些穴位上拔罐不但可以補益氣血，還能有效調理肺胃功能，對於達到我們月經正常、痘痘消失的目的，亦是水到渠成。拔罐時每次選 1～2 穴，局部消毒後，用鑷子或止血鉗等夾住酒精棉球，或用紙捲成筒條狀，點燃後在火罐內壁中繞 1～2 圈，或稍作停留後，迅速退出並及時將罐扣在選取的穴位上，即可吸住，留罐 10 分鐘。隔日 1 次，10 次為一療程。此法比較安全，不受體位限制，是較常用的拔罐方法，需注意操作時不要燒罐口，以免灼傷皮膚。

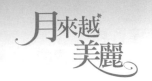

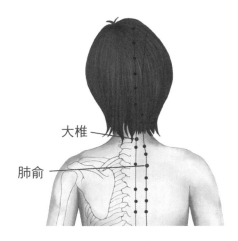

大椎

肺俞

- 大椎穴屬督脈穴，在後正中在線，第 7 頸椎椎棘下凹陷中。肺俞穴屬足太陽膀胱經，第 3 胸椎棘突旁開 1.5 寸。

　　如果較為繁忙，沒有時間拔罐，推薦妳喝鮮藕汁。中醫認為藕性寒、味甘。生用具有涼血、散瘀之功，可治熱病等。鮮藕汁不僅對於治療血熱引起的月經先期或崩漏等月經疾病有很大的幫助，也是臉部長痘痘的女性朋友的不錯選擇。

　　治療不能一蹴而就，通常需要一段不短的時間。在治療過程中，我們可以拔罐、食療並舉。平時還要注意調整飲食結構，主要以蔬菜、水果為主，少吃甜、辣、油膩食物，不過度勞累，保證充足的睡眠時間，避免過度暴曬。

越吃月健康

❀ 鮮藕汁

鮮藕適量，洗淨去皮，榨汁，每次服 2 勺，每日服 3 次。可根據個人口味調入冰糖。

色斑，暗示妳的月經受阻

　　愛美是女人的天性，而美麗從來就與斑點勢不兩立，皮膚白皙，無色斑，是每個女性的不懈追求。然而現實是殘酷的，不少女性被臉上的斑斑點點奪走了美麗和快樂。對於愛美的女性來說，臉上的斑斑點點是心中最深的痛。色斑，中醫學稱為「肝斑」，可見它與肝的關係密切。中醫認為色斑的產生是肝鬱氣滯、氣滯血瘀致使氣血運行不暢所致。而這些也是導致月經受阻的主要原因。在正常情況下，人體內新陳代謝產生的廢物很快被血液帶走並排出體外，所以不會出現色素沉著。而一旦出現血運不暢，這些代謝廢物便逐漸沉積下來，產生色斑。

　　月經正常是女性健康的重要標誌，月經不調是女性患病的主要反映，而月經不調與色斑的關係十分密切。說起色斑，它最易發於「女強人」的臉上，她們工作雷厲風行，幹勁十足，但精神壓力比較大。其實，這類女性最容易肝氣鬱結，時間久了，就容易鬱久化火，灼傷陰血，導致臉部的血液運行不暢。當面部的氣血不和時，就容易出現色斑。這麼一說，視工作為生命的女性朋友是不是該有所警惕？要壓力還是要美麗？所以試著適當放下一些壓力吧。

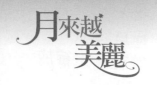

　　血液運行主要靠氣的推動，氣的運行受阻，就會進而影響血運。肝主疏暢氣機，又主調暢情志，所以長期情緒抑鬱會導致氣機受阻，所以女性朋友們可要注意了，盡快擺脫掉那些悲秋傷春的小情懷，解開心結，掃除心裡的陰霾，讓陽光照射進來。

　　大家或許都有這樣的經驗，如果遇到一些非常憤怒的事情，就會覺得血往上湧，或者在一個人非常生氣的時候，妳會看見他臉通紅，甚至連脖子和耳朵都紅了，這就是血上湧的結果。中醫認為，怒傷肝。《黃帝內經》中有一個形象的比喻：「肝者，將軍之官。」古人為什麼不把肝臟比喻成一個文官呢？肝主疏洩，具有通疏、調達、生發、暢洩等功能。它就像一個將軍，是力量強、火氣足的武官，喜歡騎著馬在寬廣的場所馳騁，碰到不暢通的地方，他就殺出一條血路。肝也是一樣，它的疏洩、升發功能就像竹筍破土生發一樣，連「石頭」都能頂翻。因此，只有肝氣順暢時，我們的氣血才會順暢。如果一個人「敢怒不敢言」那就會悶悶不樂，壓抑的時間久了，肝氣自然就鬱結了。

　　說到這裡，女性朋友們雖然已經瞭解到致使肝氣鬱滯的各種原因，但可能認為都是一些小問題，在以後生活中避免就是了。可是說起來容易做起來難，人的七情六慾怎麼能那麼容易控制呢？尤其對素來多愁善感的女性朋友來說，那就更是難上加難了。那麼出問題了我們有沒有解決問題的辦法呢？

　　選用刮痧法，選取肝俞、太衝、血海、足三里諸穴。肝俞穴有疏肝利膽、養血之效，為肝臟的常用保健穴。太衝穴具有疏肝理氣、活血、通調三焦氣機等功效。人在生氣後按壓此穴，能幫助疏洩、消氣，緩解人因生氣引起的一些疾病，因此太衝又被稱為「消氣穴」、「出氣筒」。血海穴屬足太陰脾經，是全身的血脈之海。我們都知道「以內養外，補血養顏」，所以血海是我們調養氣

血離不開的穴位。足三里穴屬於足陽明胃經，可通經活絡，配以血海穴可使氣血下行。刮拭這些經絡穴位，通過良性刺激，充分發揮營衛之氣的作用，使經絡穴位處充血，改善局部微循環，發揮疏肝理氣、活血化瘀的作用，進而淡化色斑。

刮痧治療時拿取刮痧板，蘸植物油或清水後，在確定的體表部位，輕輕向下順刮或從內向外反覆刮動，逐漸加重，刮時要注意沿同一方向刮，力量要均勻，採用腕力，一般刮 10 ～ 20 次，以出現紫紅色斑點或斑塊為度。第一次刮完等 3 ～ 5 天，痧退後再進行第二次刮治。一般刮拭後兩三天內患處會出現疼痛現象，這是正常反應。值得注意的是，凡用刮痧術治療後 1 小時內，不要用冷水洗臉及手足。如有特殊情況，也只能用熱水洗。刮拭後，可飲用一大杯熱開水以助新陳代謝。

其實，「面子」問題主要還是因為經脈不暢通，體內排毒受到阻礙而造成的。持續一段時間，臉上的色斑就會逐漸淡化，最終會把色斑都刮掉。

刮痧法簡單易行，且療效明顯。或許有的女性朋友怕疼而不敢採用，那麼喝花茶也是不錯的選擇。這種花茶由玫瑰花、白菊花、紅花、炙甘草煎熬而成，玫瑰花性溫，味甘、微苦，歸肝、脾經，有行氣解鬱的功效。白菊花味甘、苦，性微寒，具有平肝之功效。紅花味微苦、性溫，歸心、肝經，有活血、通經、散瘀的功能。炙甘草味甘、性平，有益氣之功。這些花草都可以在藥店買到，飲用對疏肝理氣、幫助月經順暢、去除臉上色斑有很好的效果。

每個女人都希望自己有紅潤而光潔的面容，因為它不僅給人帶來美感，也使自己精神愉快，有益於身心健康。女性朋友們可以選取適合自己的方法，也可以兩者並舉以獲得更快的效果。在

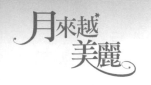

個人調養方面應注意經常保持心情舒暢，不要為一些小事整日悶悶不樂，並適當做一些戶外活動以促進氣血運行。另外，輕柔的面部按摩也是一種良好的輔助療法。

越吃月健康　✿ 花茶

玫瑰花 3 克、白菊花 9 克、紅花 3 克、炙甘草 5 克，將它們放入鍋內，倒入 2 碗清水，用文火煎至 1 碗即可服用。每日 1 劑，2 次水煎服，連服 15 日為一個療程，連服 3 個療程。

月經調好，容顏如花

　　愛美的妳，需要的不僅僅是如雪的白皙肌膚，還要有面若桃花的紅潤。擁有健康紅潤的氣色，富有青春活力，時時刻刻展示自然動人的靚麗風采，是每個時尚女性的美麗心願，也是每個現代女性崇尚的「女兒本色」。但是，當忙碌的工作、繁重的生活損耗著我們的寶貴青春時，在對鏡梳妝看到鏡中慘淡無光的面色、憔悴枯黃的面容，以及乾裂無色的雙唇時，不禁為鏡子裡面的自己感到一震，這，還是我嗎？

　　對於天生愛美的女性朋友來說，這種情況當然是無法忍受的，於是乎，逛遍各大藥妝店抱回一堆品牌化妝品，抑或是跑進各大美容院去美容，忙得不亦樂乎。結果，卻收效甚微。可能剛開始幾天會有一點轉變，可是時間一長，真正的萎黃面容又會已赫然現於臉上。

　　一般來說，觀容顏知月經，出現這種情況的女性朋友大多伴有月經不調。主要表現為「上不去、下不來」，「上不去」即沒有充盈的經血上行於面部，就會導致面部萎黃；「下不來」就是血液不能正常下行，月經自然不會如期而至。中醫認為，這是由於脾胃氣虛、生化氣血不足所致。脾胃乃後天之本，氣血生化之源。

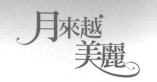

脾胃是氣血生化的發動機，發動機沒勁了，氣血自然也就會變得貧乏。

　　現代生活節奏加快，很多人的身體素質都在慢慢變差，脾胃虛弱已是困擾許多現代人的問題之一。脾胃虛弱的女性朋友不僅看上去氣色差，而且常常懶得吃飯，四肢鬆軟無力，提不起勁兒來。脾胃虛弱常由不好的生活習慣造成。最常見的莫過於飲食不節。有的女性朋友挑食、偏食，遇到自己喜歡吃的就大吃一通，遇到自己不喜歡吃的一點也不吃，這樣一來就造成營養不均衡，脾胃吸收到的營養不足，也就難以生化充沛的氣血。還有不得不提的減肥熱，女性朋友大多嫌自己肉多了點，一再地節食減肥。脾胃吸收的原料少，脾胃自然虛弱，化血無源。

　　李杲的《脾胃論》說，「形體勞役則脾病」，過度勞累也會造成脾胃氣虛。我們常常有這樣的經歷，一旦在外奔波一整天，或者做了很多事情，抑或是大量運動後，就會感覺到特別疲勞，不想動，不想吃飯，這就是因為過度勞役損傷到了脾胃，使人不思飲食，進而產生脾胃虛弱。

　　中醫還認為，思傷脾，思慮過度，脾氣鬱結，時間久了就會傷到脾胃，致使脾胃運化失常，這時候人表現出來的就是吃不下飯，消化不良，常常懶言少語，面黃肌瘦。女性是半邊天，尤其是現代女性，對內要做賢妻良母，對外要做職場達人，裡裡外外無不需要耗費極大的精力，因此心裡承受著很大的壓力。而新時代的女性朋友多愁善感，久而久之輾轉反側，形容枯槁，形體消瘦，這都是脾胃氣虛的結果。

　　都說女人是水做的，其實女人是血養的，若不善於養血，就容易出現面色萎黃、唇甲蒼白、髮枯、乏力等症。血足，皮膚才會紅潤，面色才有光澤。女性若要追求面容靚麗、身材窈窕，必

須重視養血，那麼脾胃作為氣血生化之源更是養血的根本。可見，如果脾胃照顧不好，它們就會給妳顏色看看，讓妳面子掛不住，於是面容無華或者長什麼斑之類的就不是什麼稀奇的事了。現在給大家介紹一種簡單的方法來調理脾胃。

艾灸法。選取氣海、足三里、中脘、脾俞、胃俞。氣海穴屬任脈，前人有「氣海一穴暖全身」之譽稱，灸之可以補益中氣。足三里為足陽明胃經合穴。中脘為胃之募穴，又是腑會之處，灸之能溫中健脾以養萬物。脾俞穴的功能是健脾和胃，能防治肢體乏力等症，為人體氣血生化之源──脾──的保健要穴。胃俞穴有和胃理氣之功，是增強後天之本──胃氣──的保健要穴。艾灸這些穴位，可以強健脾胃、補益中氣，促使脾胃之氣旺盛，氣血運行順暢，從而使月經正常，氣色紅潤。

艾灸之前將這些穴位分為兩組。氣海、足三里為第 1 組，中脘、脾俞、胃俞為第 2 組。上午灸第 1 組，下午灸第 2 組。灸第 1 組時採取仰臥位，灸第 2 組時先取俯臥位灸脾俞穴和胃俞穴，然後換仰臥位灸中脘穴。在安靜狀態下全身放鬆。點燃艾條，將點燃的一端對準所選的穴位，距離皮膚 2 ～ 3 公分處，每穴灸 10 ～ 15 分鐘，以得氣為度，如出現酸、麻、脹、重、擴散、蟻行感等，儘量達到表面不熱深部熱、局部不熱腹部熱的效果。每天治療 2 次，15 天為一療程，療程間休息 1 週，共治療 1 ～ 3 個療程，持續下來必會獲得良好效果。

除了在這些穴位上艾灸，閒來無事按摩這些穴位也能收到很好的效果。同時我們還可以配合食療來改善我們脾胃虛弱的狀況。給大家推薦一道龍眼蓮子山藥粥。龍眼肉性溫、味甘，歸心、脾經，有補心脾、益氣血之功。蓮子肉味甘、性平，入心、脾、腎經，可補脾健脾。山藥味甘、性平，具有健脾、益精之功

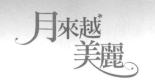

效。白米味甘、性平，歸脾、胃經，有益脾和胃之功。長期持續
服用，定會收到滿意效果。

　　脾氣虛弱帶來的問題時時刻刻威脅著我們的健康，而且還不
斷侵襲著我們如花的容顏，使人面容憔悴或者精神萎靡不振。因
此，我們要在平時的生活中養好脾胃。女人不是天生的紅顏，要
靠血液滋養方顯靚麗。只有氣盛血盈，才能使肌膚紅潤光澤，不
施脂粉亦添嬌。

越吃月健康　　❋ 龍眼蓮子山藥粥

龍眼肉 30 克，蓮子肉去芯 15 克，白米 50 克。將白
米淘洗乾淨，與去芯蓮子肉、龍眼肉同置鍋中，熬煮
成粥。分 2 次服用，每日早晚服食。

脫髮女性，月經往往也有問題

現實生活中，擁有一頭烏黑濃密、柔順靚麗的秀髮，是每個女性朋友夢寐以求的。頭髮有利於女性塑造自身溫柔、飄逸的形象，儘管在古代典籍裡，頭髮又稱「煩惱絲」，可是如果煩惱絲紛紛掉落，對於女性來說，那才是煩惱的開始。因為脫髮不僅預示著美貌與我們漸行漸遠，還暗示著月經也脫離了正常軌道。女人「髮」愁何以解「脫」？

中醫認為，脫髮是由肝腎不足所致。中醫有「髮為血之餘」和「腎其華在髮」之說，這裡的血就是肝血。說的就是頭髮的榮枯潤澤與肝血的旺盛及腎氣的強弱息息相關，而肝腎不足也常常是導致月經不調的罪魁禍首之一。所以說，一頭健美的秀髮，是身體健康的一面鏡子。

「腎藏精主骨生髓，其華在髮」，腎氣強則骨髓充滿，頭髮也會烏黑濃密；腎氣虛則骨髓枯竭，頭髮就會脫落。經常脫髮的女性朋友往往還會感覺腰膝酸軟、頭暈目眩、失眠，這些都是腎氣不足的症狀。腰為腎之府，膝為骨之屬，腎氣虛了，骨失去了滋養，所以就會腰膝酸軟。而髓通於腦，腎開竅於耳，陰虛了髓就少，腦髓失充，會感到頭暈目眩也就不足為奇了。腎氣不足，心

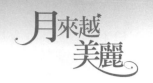

腎不交，這就是女性朋友們神志不寧、常常失眠的原由。「經水出諸腎」足見腎在月經中的主導作用。腎藏精，精化血，血之資根在於腎，腎氣不足，月經就如無根之木、無源之水。經常脫髮的女性朋友還經常感覺心裡煩躁，這是肝出問題了。肝藏血，肝失調達，則血行不暢，導致氣血鬱滯，氣不順了，心裡怎麼會好受呢？

而肝氣鬱滯常常是我們平時情緒所致。俗話說「愁，愁，愁，白了頭。」伍子胥過昭關，一夜愁白頭，就是很好的證明。由於女性的感情細膩，心理承受力比較脆弱，在巨大的壓力面前「一夜白頭」、「一夜脫髮」並非只是小說裡的情節。20世紀80年代，廣東曾經出現一名女企業家在投資失利後頭髮一夜掉光的事情。所以說保持心情舒暢很重要。

脫、脫、脫，看著浴室的地面上和洗頭盆裡的頭髮，真是又氣惱又心疼。與此同時，月經不調也讓我們不省心。難道就拿它們沒辦法了嗎？那倒未必。問題既然出現了就要想辦法解決。艾灸療法就是首選，選取氣海、三陰交、足三里、太溪、肝俞、腎俞。

氣海穴屬任脈，是下丹田的別稱。俗話說「氣海一穴暖全身」，有「性命之祖」、「生氣之源」的美譽，是補氣要穴。三陰交穴是肝、脾、腎三經的交會穴，灸之有健肝益腎的功效。足三里是足陽明胃經的主要穴位之一，是一個強壯身心的大穴，配三陰交、腎俞可以調理肝腎、補益氣血。太溪穴是腎經原穴。肝俞是肝的背俞穴，可以疏肝利膽。腎俞穴，足太陽膀胱經穴。肝俞配合腎俞、太溪，有滋陰、養血、補腎的作用。艾灸這些穴位可以補肝養血、益腎填精，必定給肝腎不足的女性朋友送去福音。具體操作是：將艾條點燃後，距穴位皮膚2～3公分進行熏烤，

以使穴位局部溫熱紅暈，又不致燒傷皮膚為度。每穴灸 10 ～ 15
分鐘，每天 1 ～ 2 次，7 日為一個療程。長期持續，必會獲得良好
成效。

　　艾灸法的療效明顯，不會有任何副作用，不但可以治療肝腎
不足的脫髮，還可以調理月經。但是有的女性朋友平時可能忙於
工作，沒時間灸療，可以飲用黑豆枸杞湯。黑豆味甘、性平，入
心、脾、腎經，為清涼性滋補強壯藥，可補腎滋陰。枸杞其性味
甘平，入肝、腎經，有滋補肝腎、強筋壯骨的功效。

　　為了做個健康美麗的女人，我們可以同時使用兩種方法來獲
得更好的成效。生活中，我們還可以吃一些滋補肝腎的東西，如
芝麻、粟米、牛骨髓、羊骨、豬腎、淡菜、鱸魚、桑椹、栗子、
核桃、山藥等，既滿足頭髮的需求，也有助於調理月經。

越吃越健康

❋ 黑豆枸杞湯

黑豆 100 克，枸杞 3 ～ 5 克，紅棗 5 ～ 10 個，料
酒、薑汁、精鹽各適量。將這些食材一同放入鍋內，
加水適量，用急火煮沸後，改用文火熬至黑豆爛熟，
取湯即可。每日喝湯 2 ～ 3 次。

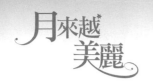

 # 肥胖也是月經不調的惡夢

　　每一個女性都希望自己擁有纖美的身材，看著電視或者海報上的美女、明星，對她們婀娜的身姿無不心生羨慕，減肥於是成為時下許多女性感興趣的話題。各種減肥產品暢銷於市。其實，減肥不僅僅是為了好看，而是肥胖容易帶來多種疾病。尤其是肥胖的女性，很容易被月經不調所困擾。而月經不調的時間越長，肥胖就會越變本加厲，嚴重影響女性的生活和身心健康。

　　中醫認為，肥胖多由胃熱滯脾所致。肥胖的女性朋友通常會有這樣的飲食習慣，吃得很多但還是很快就感覺餓了，忍不住再吃，如果極力忍住不吃，這時候不僅胃難受，心裡也感覺煩，只有吃點東西才能緩解。食慾旺盛，不可避免地就會過食肥甘，造成濕濁積聚體內，化為脂肪，久而久之濕濁化熱，胃熱滯脾，從而形成肥胖。過飽和過餓是造成脾胃傷害最常見的原因，脾胃為氣血生化之源。脾胃出問題了，血液如無源之水、無本之木，月經不調也是必然的事。

　　胃熱肥胖的女性朋友常常還伴有皮膚乾燥、便秘等症狀。這是因為熱盛耗津，所以大腸失潤，大便秘結，小便化源不足，從而導致小便短赤。就好比我們種植的玫瑰花，若我們平時精心

護理，天天澆水，在戶外陽光的照耀下，玫瑰花就開得日益嬌豔，讓人看了好不開懷。若妳平日比較忙碌，無心照看它，聽之任之，在太陽的照射下，不出幾天，肯定會看到玫瑰花葉子因缺水乾枯打卷，花瓣也會蔫成一團，沒有了精神。便秘了，體內的垃圾難以排出，自然會堆積體內，而長成那討厭的贅肉。在體內這個有限的空間，垃圾阻塞了航道，氣血要從哪裡順利到達目的地？這樣月經也會因堵塞在道路上久久不得脫身而爽約。現在就給大家介紹一個減肥秘門，那就是拔罐法。

選取脾俞、胃俞、天樞、曲池、內庭、三陰交。脾俞穴的功能是健脾利濕、和胃降逆，能防治肢體乏力、腹脹腹瀉等症，為人體氣血生化之源——脾——的保健要穴。胃俞穴屬足太陽膀胱經，是將胃氣輸送到後背的穴位，經常刺激胃俞，可以強健胃的機能。天樞屬足陽明胃經，刺激天樞，可以增強胃腸動力，是宿便的剋星。曲池穴為手陽明大腸經的合穴，手三里穴降地之雨氣化而來，在本穴處是聚集之狀，為大腸經經氣最強盛之穴，促進大便排出，效果顯著。內庭穴是足陽明胃經上的滎穴，具有清胃瀉火的功效。胃的氣血，是從腳趾頭開始起來的，而到了內庭穴，胃經的氣血充足了一點，但又不是最充足的時候。三陰交為足太陰脾經之穴，因足太陰、少陰、厥陰三陰經之交會而得名，該穴具有健脾益氣的功能。在這些穴位上拔罐可有效消除胃熱、健脾益氣。具體操作是選準需拔的穴位，局部消毒後，用鑷子或止血鉗等夾住酒精棉球，或用紙捲成筒條狀，點燃後在火罐內壁中繞 1 ～ 2 圈，或稍作停留後，迅速退出並及時將罐扣在選取的穴位上，即可吸住，留罐 20 ～ 25 分鐘。隔日 1 次，10 次為一療程。此法比較安全，不受體位限制，是較常用的拔罐方法，需注意操作時不要燒罐口，以免灼傷皮膚。現在還流行一種真空抽氣

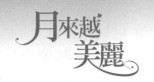

罐，許多醫院包括家庭都在使用，如果妳家中有的話，不妨就用
這個，效果同樣很好，而且特別安全，不會有燙傷的危險，大人
孩子都可以進行操作。

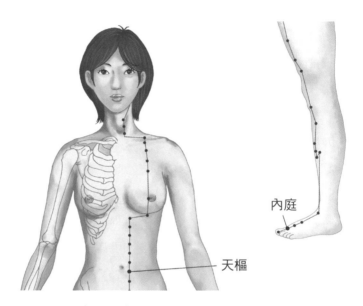

內庭

天樞

● 天樞穴，又名大腸募，在臍旁開 2 寸。內庭是足陽明胃經的滎穴，在
　足背當第 2、第 3 蹠骨結合部前方凹陷處。

　　拔罐療法簡單有效。時至今日，仍深受大眾喜愛。要想減掉
身上的贅肉，還得要有持之以恆的決心，切勿「三天打魚兩天曬
網」。對於這些穴位，妳可以在看電視的時候按摩，也會有不小的
幫助。除此之外，妳也可以搭配食療法來幫助妳快速減肥，這裡
有一道紅豆粳米粥。紅豆味甘、酸，性平。歸心、小腸經，有利
水消腫、解毒排膿之功效。粳米和胃補中、除煩清熱。

　　減肥貴在堅持，以前有很多女性朋友或許堅持很久了但最終
還是以失敗告終，但為了調順月經和提高身體素質，我們有必要
拿出恆心和毅力將減肥進行到底。

越吃月健康

❀ 紅豆粳米粥

紅豆、粳米各 50 克。先將紅豆溫水浸泡 2 ～ 3 小
時，然後加水約 500 毫升。先煮紅豆，待將爛時，入
粳米共煮為稀粥。可清熱健脾，尤其適用於胃熱滯脾
型肥胖。早晚各食用 1 次，效果更佳。

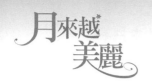

 # 管好月經才是留住青春的王道

　　女人一生有很多特殊時期，我們的容顏也同時經受著無數的磨礪與考驗。姣好的容顏是提高身價的資本。很多女人做夢都想擁有一張美麗無瑕的臉蛋，成為木秀於林的焦點。於是，化妝品、修飾品蜂擁而至。但是，無論是除皺美容，還是拉皮整形，沒有哪個女人能抗拒歲月留下的痕跡。其實只靠外在保養是不夠的，實質問題出在人的卵巢上，卵巢一旦出現問題，表現在生理上的就是月經不調，表現在臉上、皮膚上就是面容無華，皺紋爬上來。所以要想變成一個美麗十足的女人，必須從保養卵巢開始，由內而外地調理，管好月經才是推遲衰老、留住青春的王道。在特殊時期能給予特別的關愛，即使歲月匆匆而過，妳也會風采依舊。

　　《黃帝內經‧素問‧上古天真論》指出：「女子七歲，腎氣盛，齒更髮長；二七而天癸至，任脈通，太衝脈盛，月事以時下，故有子……七七，任脈虛，太衝脈衰少，天癸竭，地道不通，故形壞而無子也。」這說明女性的生長、發育、妊娠以及衰老，均與天癸有密切的關係。中醫說的天癸類似於我們熟知的雌性激素，主要就是由卵巢分泌的。

248

卵巢是維持女性第二性徵的主要器官，位於子宮兩側，左右各一，狀如杏仁。雖然卵巢給女人帶來了月經的煩惱，但它卻行使著很多重要的功能，其中最重要的就是產生卵子和雌性激素，而這又是女人青春、美麗、健康的根本。

從青春期開始到絕經期前，卵巢在形態和功能上發生著週期性的變化。女性發育成熟後，卵巢就會分泌雌性激素和孕激素讓月經來潮。同時雌性激素還會促進女性第二性徵的發育和保持，讓女性煥發青春的活力。雌性激素失衡對月經的影響是多方面的。妳可以想像一下月經來的前幾天和月經來潮時的皮膚狀況：乾燥、晦暗、沒有光彩，細小的皺紋也變得更加明顯，這都是因為這個時期雌性激素變少所引起的。不僅如此，雌性激素不足還會出現月經量少、情緒低落等症狀。如果將月經比喻成一輛汽車，那卵巢就是引擎，卵巢無力了，化生激素不足，月經這輛車也就無法啟動或者拋錨。人到中年，卵巢的功能開始衰退，激素分泌水平下降，一直到月經停止，乳房鬆軟萎縮，其他性徵退化，女性也漸漸失去了青春的光彩。

隨著年齡的增長，女人在 45～50 歲時，卵巢的生長週期開始結束，卵巢功能自然會衰退，人體開始衰老，不過我們對此不必恐慌，這是正常的生理現象，誰也無法阻擋。可是現在有些 35 歲左右的白領女性就已經出現了月經少、皮膚乾燥、脾氣暴躁等早衰現象，這其實都是卵巢功能早衰引起的。任何疾病的出現都是有先兆的，而月經的改變就是卵巢早衰的預警。在卵巢開始衰老前，女性會經歷月經減少到閉經的過程，因此我們要重視月經的改變。通過月經的調理來保養好我們的卵巢，從而推遲衰老。年輕的時候，我們要時刻管好自己的月經，不要等到引起嚴重後果才開始著急。

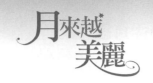

　　那麼，怎樣才能有效推遲衰老呢？有什麼仙丹或是靈藥嗎？告訴妳既不用仙丹也不用靈藥，堅持按摩足三里穴就可以幫助我們留住青春容顏。足三里是胃經的合穴，所謂合穴，就是全身經脈流注會合的穴位，通過按摩，可以疏通經絡，調和營衛，運行氣血，促進身體的新陳代謝，協調臟腑功能，增強身體的抗病力，收到調經理氣、祛病健身、延年益壽的效果。經常按摩足三里穴，持之以恆，定有裨益。具體方法是用拇指或中指在足三里穴做按壓動作，每次 5 ～ 10 分鐘，注意每次按壓要使足三里穴有痠脹、發熱的感覺。堅持每天按摩，效果更佳。

　　按摩法簡單易行，它不限時間，不限地點，不會產生任何副作用，貴在堅持。與此同時，還可以利用食療來推遲衰老，我首推核桃仁芝麻粥。

　　核桃與黑芝麻都屬於「黑五類」營養食品，是補腎的好手。核桃不僅能滋養血脈，養顏生發，還能健腦益智，緩減記憶力衰退，對於工作壓力巨大、耗費腦力的女性朋友來說的確是不可多得的好東西。明代李時珍在《本草綱目》中引《抱朴子》稱讚黑芝麻：「服至百日，能除一切痼疾，一年，身面光澤不飢；二年，白髮返黑；三年，齒落更生。」其抗衰老功效可見一斑。

　　歲月像一條奔騰不息的河流，它不斷地衝刷著我們的容顏，將我們的青春年華一點一點地溶蝕，不留一點情面。面對歲月無情的侵蝕，我們不能坐以待斃，要全身心地投入到保衛美麗的戰鬥之中，用正確的保養方法去征服歲月，讓它陪著美麗一起奔跑。

越吃月健康

✿ 核桃仁芝麻粥

核桃仁 50 克，黑芝麻 25 克，粳米 150 克。將核桃仁搗碎，黑芝麻炒熟，粳米淘淨，加水適量，熬煮成粥即成。每天服食，可當早、晚餐或點心食用。

月來越美麗：月經是女人健康美麗一生的關鍵

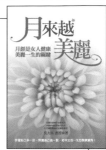

作　　　者　　吳大真、由加麗

發　行　人　　林敬彬
主　　　編　　楊安瑜
責 任 編 輯　　黃谷光
內 頁 編 排　　張芝瑜（帛格有限公司）
封 面 設 計　　彭子馨（Lammy Design）

出　　　版　　大都會文化事業有限公司
發　　　行　　大都會文化事業有限公司
　　　　　　　11051台北市信義區基隆路一段432號4樓之9
　　　　　　　讀者服務專線：(02)27235216
　　　　　　　讀者服務傳真：(02)27235220
　　　　　　　電子郵件信箱：metro@ms21.hinet.net
　　　　　　　網　　　　　址：www.metrobook.com.tw

郵 政 劃 撥　　14050529 大都會文化事業有限公司
出 版 日 期　　2014年05月初版一刷
定　　　價　　280元
I S B N　　978-986-5719-10-4
書　　　號　　Health⁺56

Chinese (complex) copyright © 2014 by Metropolitan Culture Enterprise
Co., Ltd.
4F-9, Double Hero Bldg., 432, Keelung Rd., Sec. 1,
Taipei 11051, Taiwan
Tel:+886-2-2723-5216　Fax:+886-2-2723-5220
E-mail: metro@ms21.hinet.net
Web-site: www.metrobook.com.tw

大都會文化
METROPOLITAN CULTURE

國家圖書館出版品預行編目（CIP）資料

月來越美麗：月經是女人健康美麗一生的關鍵／
吳大真、由加麗. -- 初版. -- 臺北市：
大都會文化，2014.05
256面；17×23公分
ISBN 978-986-5719-10-4（平裝）
1.月經　2.月經異常　3.婦女健康　4.中醫

417.12　　　　　　　　　　　　　　103007418

大都會文化　讀者服務卡

書名：**月來越美麗：月經是女人健康美麗一生的關鍵**

謝謝您選擇了這本書！期待您的支持與建議，讓我們能有更多聯繫與互動的機會。

A.您在何時購得本書：_____年_____月_____日

B.您在何處購得本書：_____書店，位於_____(市、縣)

C.您從哪裡得知本書的消息：
　　1.□書店　2.□報章雜誌　3.□電台活動　4.□網路資訊
　　5.□書籤宣傳品等　6.□親友介紹　7.□書評　8.□其他

D.您購買本書的動機：（可複選）
　　1.□對主題或內容感興趣　2.□工作需要　3.□生活需要
　　4.□自我進修　5.□內容為流行熱門話題　6.□其他

E.您最喜歡本書的：（可複選）
　　1.□內容題材　2.□字體大小　3.□翻譯文筆　4.□封面　5.□編排方式　6.□其他

F.您認為本書的封面：1.□非常出色　2.□普通　3.□毫不起眼　4.□其他

G.您認為本書的編排：1.□非常出色　2.□普通　3.□毫不起眼　4.□其他

H.您通常以哪些方式購書:(可複選)
　　1.□逛書店　2.□書展　3.□劃撥郵購　4.□團體訂購　5.□網路購書　6.□其他

I.您希望我們出版哪類書籍：（可複選）
　　1.□旅遊　2.□流行文化　3.□生活休閒　4.□美容保養　5.□散文小品
　　6.□科學新知　7.□藝術音樂　8.□致富理財　9.□工商企管　10.□科幻推理
　　11.□史地類　12.□勵志傳記　13.□電影小說　14.□語言學習（_____語）
　　15.□幽默諧趣　16.□其他

J.您對本書(系)的建議：
_____

K.您對本出版社的建議：
_____

讀者小檔案

姓名：_____　性別：□男　□女　生日：____年____月____日

年齡：□20歲以下 □21～30歲 □31～40歲 □41～50歲 □51歲以上

職業：1.□學生 2.□軍公教 3.□大眾傳播 4.□服務業 5.□金融業 6.□製造業
　　　7.□資訊業 8.□自由業 9.□家管 10.□退休 11.□其他

學歷：□國小或以下 □國中 □高中／高職 □大學／大專 □研究所以上

通訊地址：_____

電話：（H）_____　（O）_____　傳真：_____

行動電話：_____　E-Mail：_____

◎謝謝您購買本書，也歡迎您加入我們的會員，請上大都會文化網站 www.metrobook.com.tw
登錄您的資料。您將不定期收到最新圖書優惠資訊和電子報。

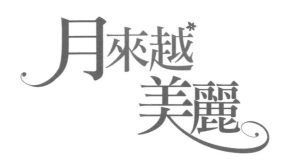

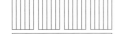

北 區 郵 政 管 理 局
登記證北台字第9125號
免　貼　郵　票

大都會文化事業有限公司
讀　者　服　務　部　　　　收

11051台北市基隆路一段432號4樓之9

寄回這張服務卡〔免貼郵票〕
您可以：
◎不定期收到最新出版訊息
◎參加各項回饋優惠活動

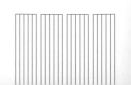

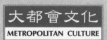

大都會文化
METROPOLITAN CULTURE